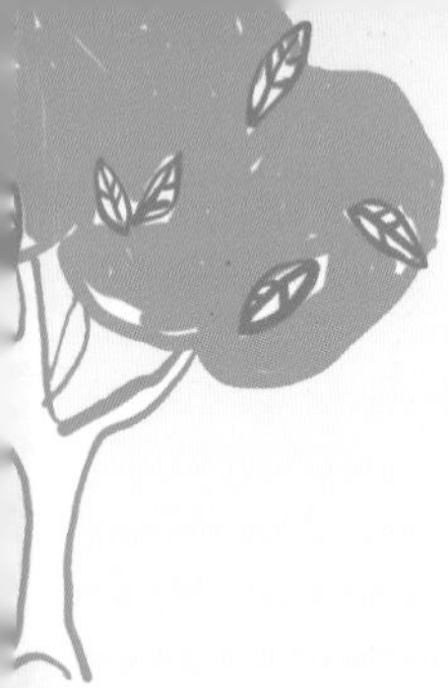

在家就能保養我的
肝/心/脾/肺/腎

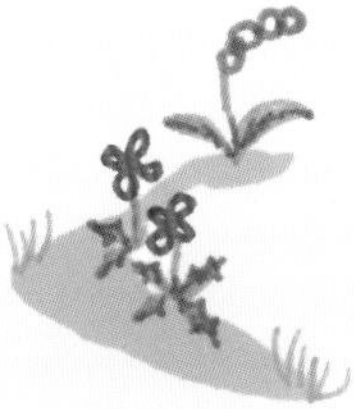

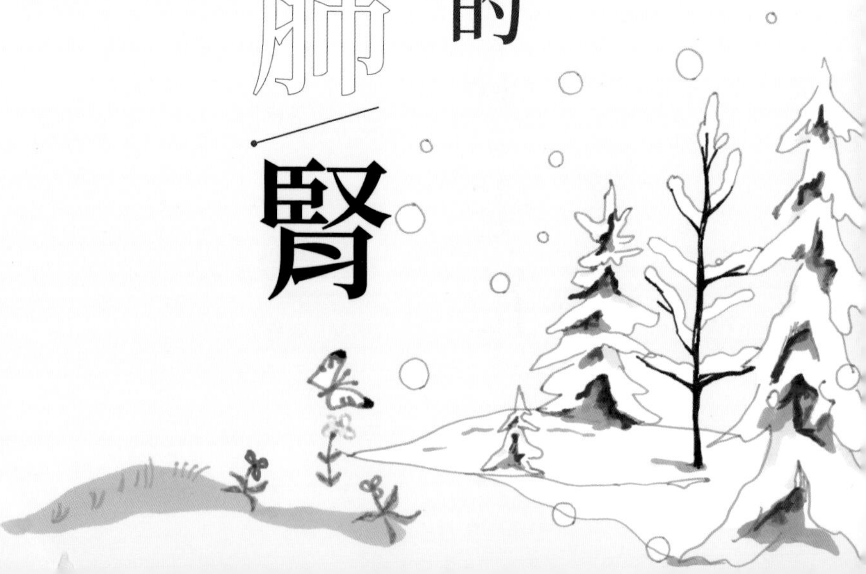

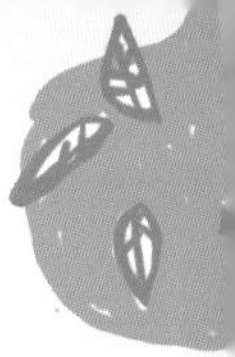
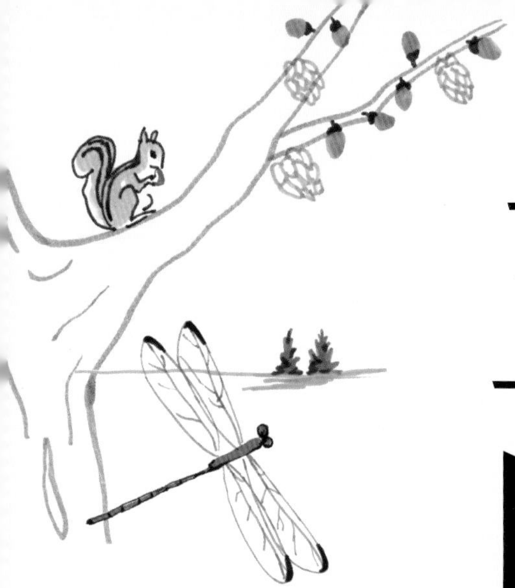

五臟活起來

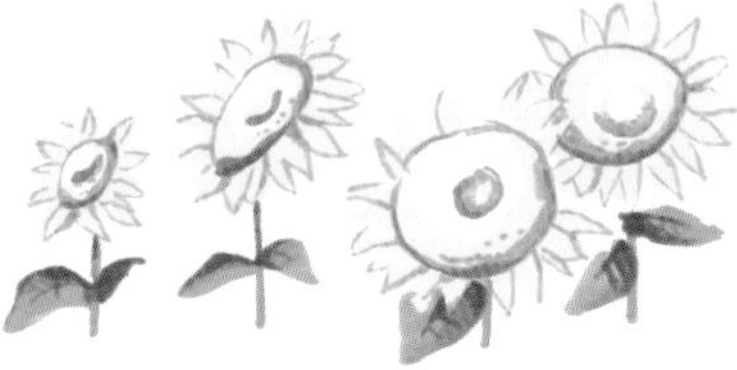

尹生花
YIN SEIKA

瑞昇文化

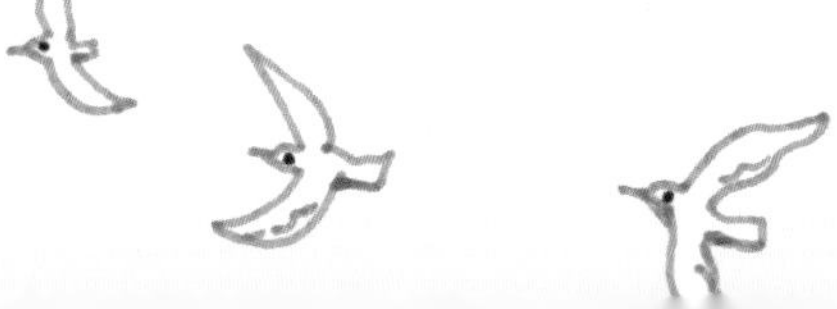

前言

東洋醫學的世界裡有個名為「天人合一」的思想。
天指的是大自然和宇宙，人當然就是指人類，
簡單來說，就是指人類和大自然或宇宙合而為一的想法。
如果把大自然比擬為宇宙，人類就是其中的小宇宙。
而人類這個小宇宙的基礎骨幹就是「五臟」。

人類往往只會注意到外觀的變化或是肉眼可見的症狀，
但是，其實導致那種煩惱的原因，就來自於肉眼所看不見的身體裡面。
真正的根本就在於「五臟」，就是肝、心、脾、肺、腎。
日文有句話「癇に障る」，代表觸怒的意思。
其實在東洋醫學裡面，這句話的「癇」是指「肝」。

因為焦慮或是憤怒的外在表象，就代表肝臟的健康狀態失衡，
另外，腎變得虛弱之後，就會出現膚色黯沉或浮腫的情況，
甚至還有罹患失智症的疑慮。
脾如果太過疲勞，就無法吸收營養，有時也容易造成腹瀉。
也就是說，就算說身體或心理上所發生的各種不適，
全都源自於五臟，也一點都不為過。
因此，我們應該仔細觀察肉眼看不見的五臟，
努力察覺五臟傳出的訊息，進行適當的五臟養護，
充分利用五臟的作用。
藉此就能改善未知的疾病。

就像刷牙、洗臉那樣，五臟也會因此而變得更加健康。
那麼，現在就開始你的「五臟養護」吧！

東洋醫學的「五臟」

這本書所談論的「五臟」，
把生存所必備的作用分成五種，
和西洋醫學的臟器概念截然不同。
例如，以「腎」來說。
在西洋醫學當中，腎就只是單純的內臟，
而東洋醫學則認為腎是「蓄積生命能量（精氣）的場所」，
因為腎擁有發育和生殖等基本的生理機能。

五臟會隨著季節轉變

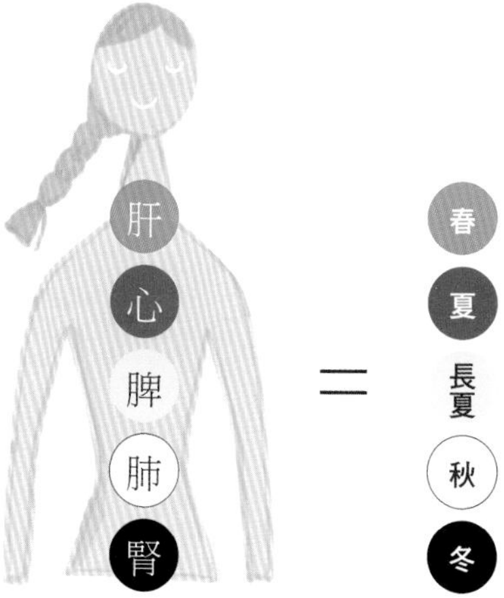

腎的作用一旦下降，
就會引起水腫或虛冷，
同時也會影響荷爾蒙，
形成導致生理痛或不孕的原因。
另外，腎也和智能有關，
據說腎功能的衰退也會導致失智症。

簡單來說，五臟是健康生存的重要元素。
東洋醫學把人類視為大自然的一部分，
並認為肝、心、脾、肺、腎的各個作用
會隨著季節的轉換而改變。

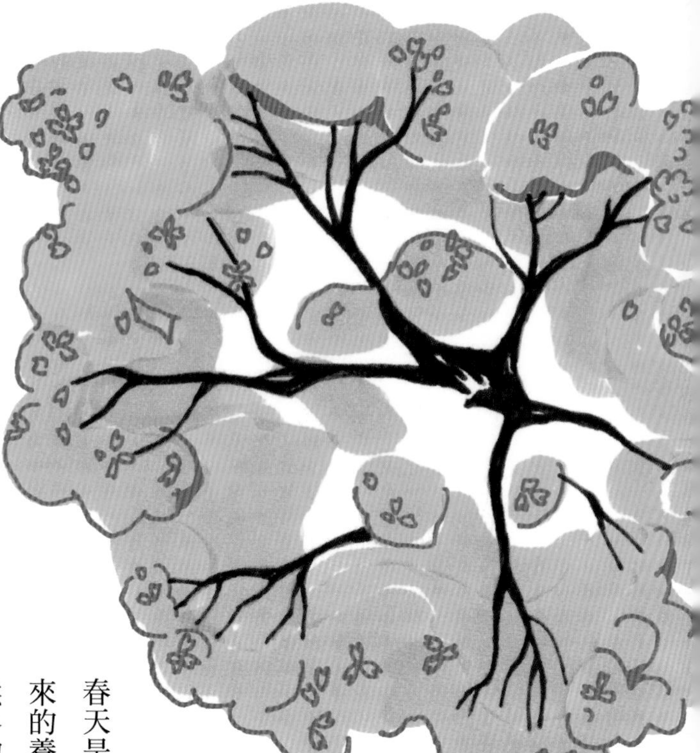

春

春天是新芽生長的季節。冬天積攢下來的養分會在這個季節慢慢釋放，自然界的所有動植物會開始恢復生息，慢慢成長茁壯。這是個樹木開始長出

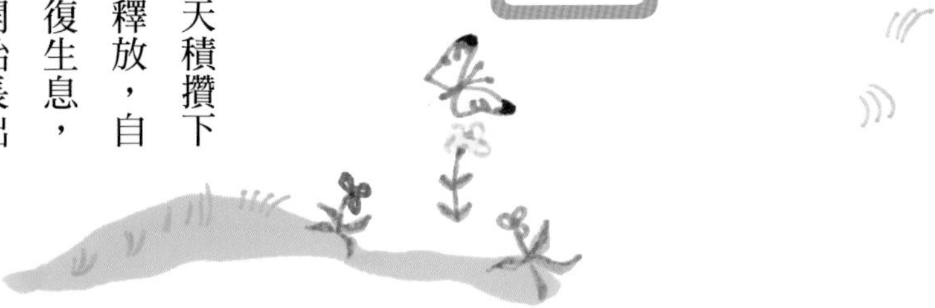

春天是肝的季節

肝

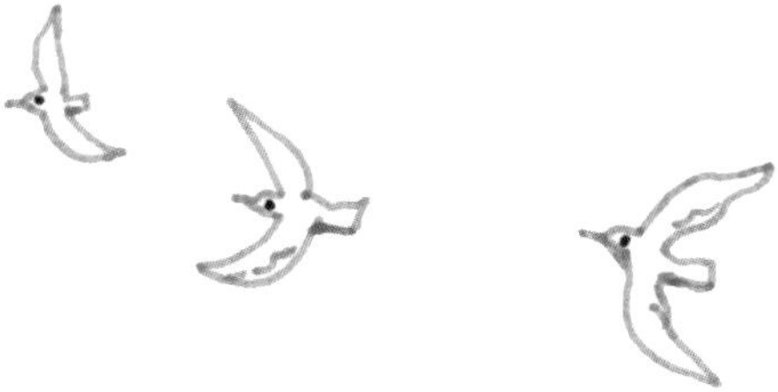

新芽，同時激勵人們、帶給人們喜悅的季節。

肝臟的作用就是讓氣血像向外延展的樹枝那樣，更順暢地流動到身體各處。另外，冬天滯留體內的物質會變得比較容易排出。易怒等不穩定的身體狀態和情緒的起浮，也和五臟中的肝臟息息相關。

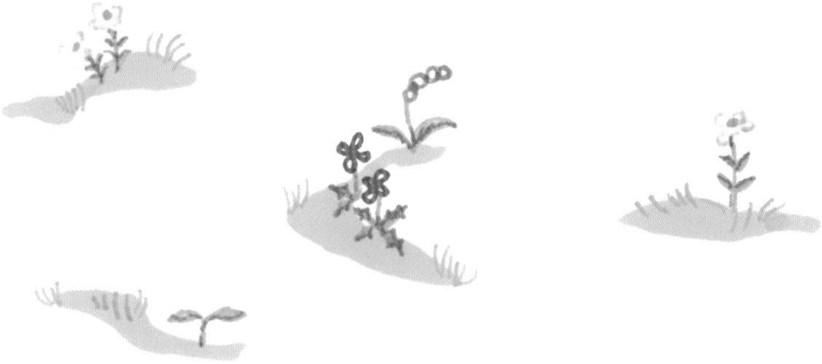

夏

夏季是陽光明媚，充滿活力朝氣的季節。草木趁勢快速成長，人類也充滿活力。氣溫上升、熱度增加，就東洋醫學的角度來說，可說是「陽氣」最旺盛的季節，能量循環也最旺盛。

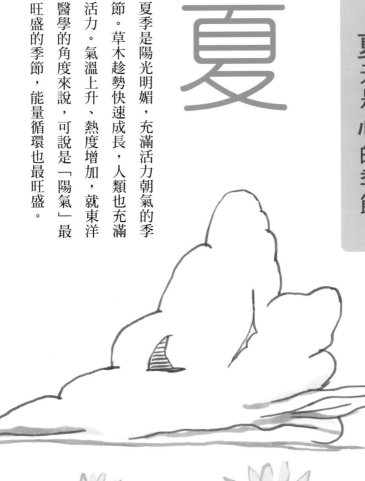

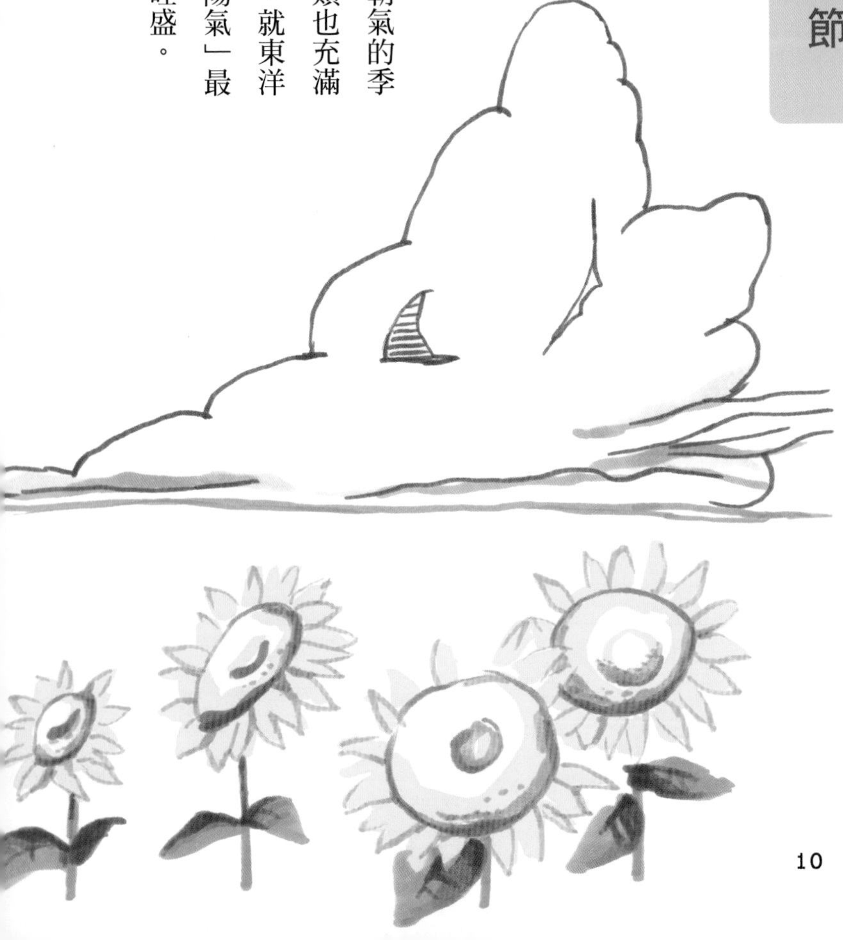

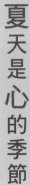

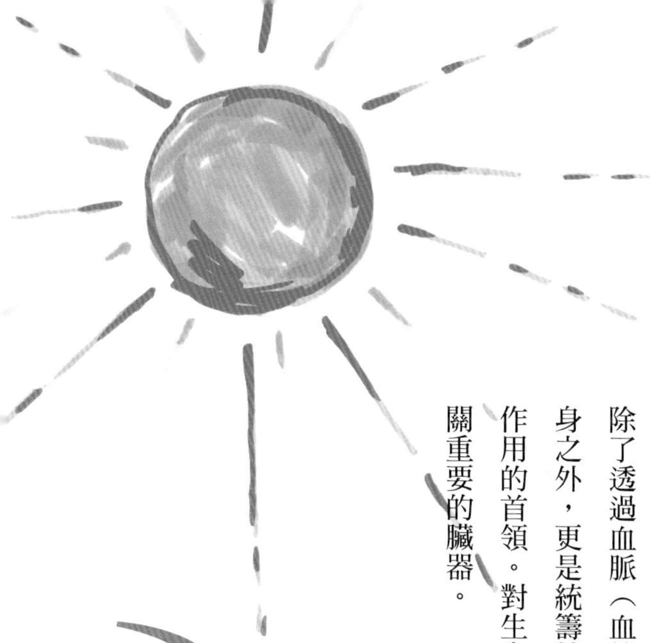

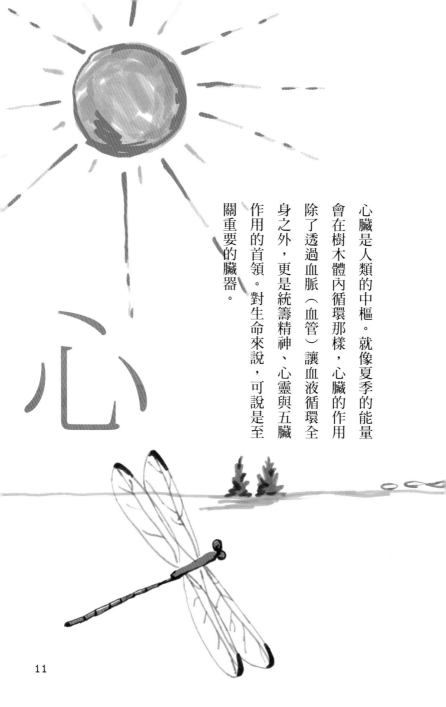

心

心臟是人類的中樞。就像夏季的能量會在樹木體內循環那樣，心臟的作用除了透過血脈（血管）讓血液循環全身之外，更是統籌精神、心靈與五臟作用的首領。對生命來說，可說是至關重要的臟器。

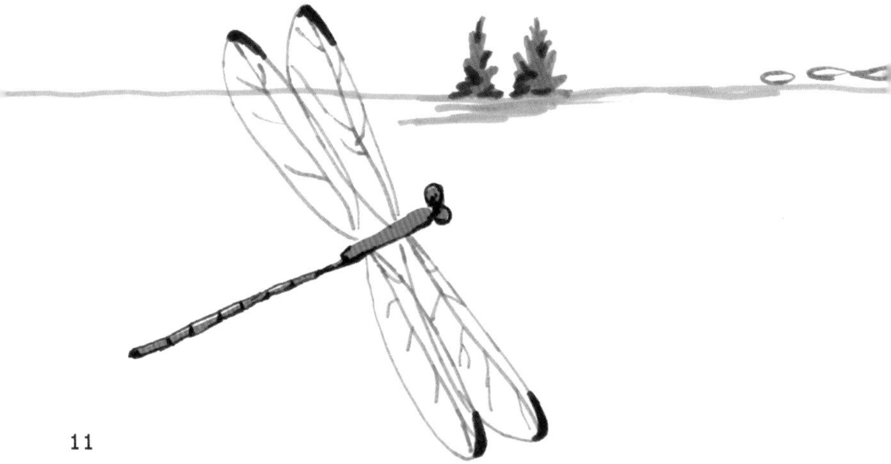

長夏／梅雨

以東洋的角度來說，夏季和秋季之間的季節，就相當於日本的梅雨季節。夾帶著溼氣的酷暑覆蓋著大地的這個時節，濕度和溫度偏高，同時也相當容易變動。就像緊密封閉的花蕾逐漸綻放那樣，生命也是在此時邁入變化。

長夏／梅雨是脾的季節

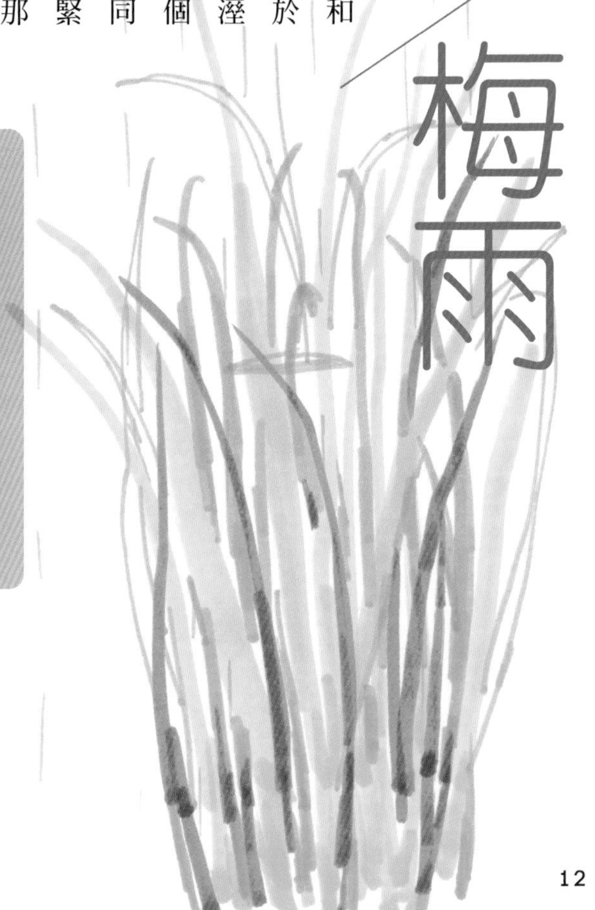

脾會在體內為身體帶來重大的變化。脾會和胃一起消化、吸收飲食物，並且挑選必要的飲食物，將它轉變成作為能量來源的精氣，再將它搬運到其他臟器。另外，各季節的轉換時節也和脾有著密不可分的關係。

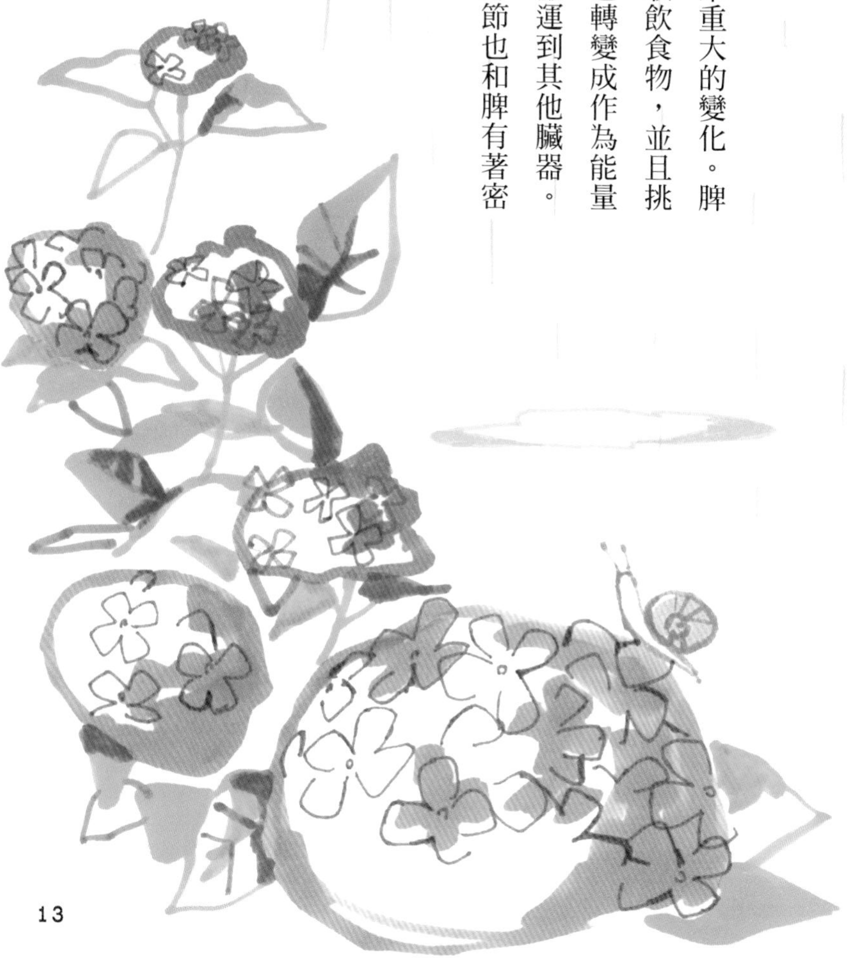

秋

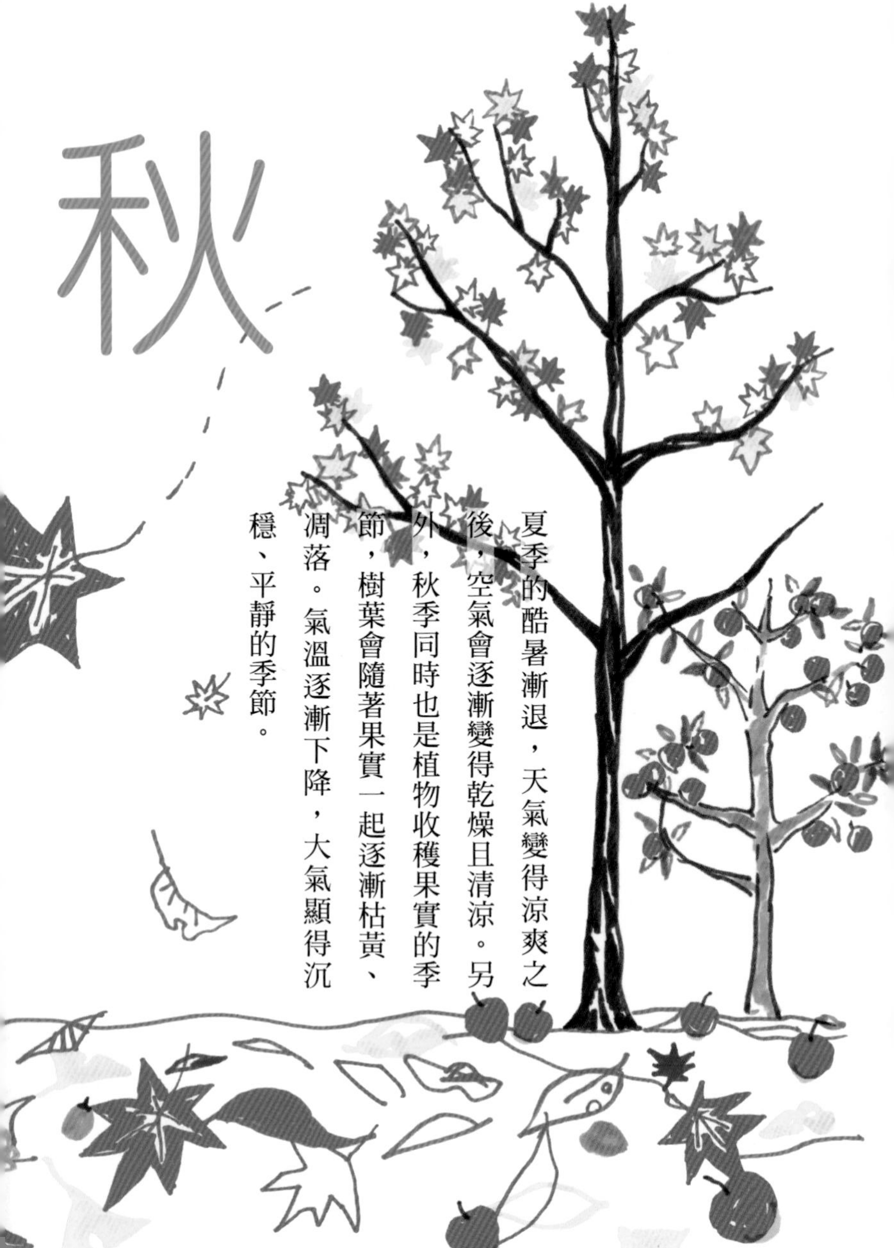

夏季的酷暑漸退，天氣變得涼爽之後，空氣會逐漸變得乾燥且清涼。另外，秋季同時也是植物收穫果實的季節，樹葉會隨著果實一起逐漸枯黃、凋落。氣溫逐漸下降，大氣顯得沉穩、平靜的季節。

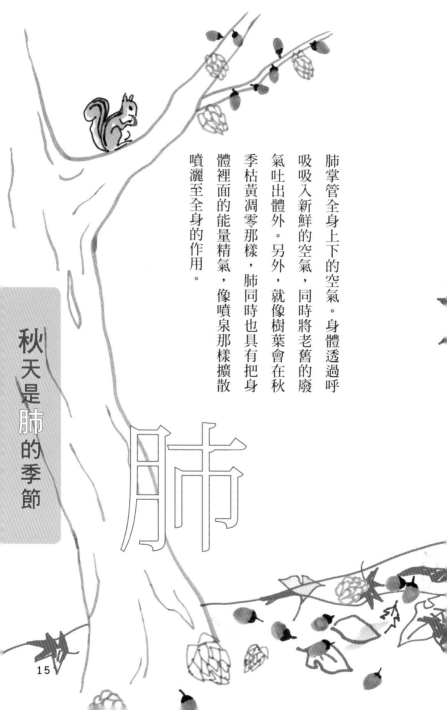

秋天是肺的季節

肺

肺掌管全身上下的空氣。身體透過呼吸吸入新鮮的空氣，同時將老舊的廢氣吐出體外。另外，就像樹葉會在秋季枯黃凋零那樣，肺同時也具有把身體裡面的能量精氣，像噴泉那樣擴散噴灑至全身的作用。

冬

冬天是**腎**的季節

大氣失去熱度，一年當中最寒冷的季節。就如同冬眠的熊那樣，自然界的萬物全都停止活動，專注於貯藏。和活躍的夏季呈現強烈對比，多數都是緩慢、平靜地度過。

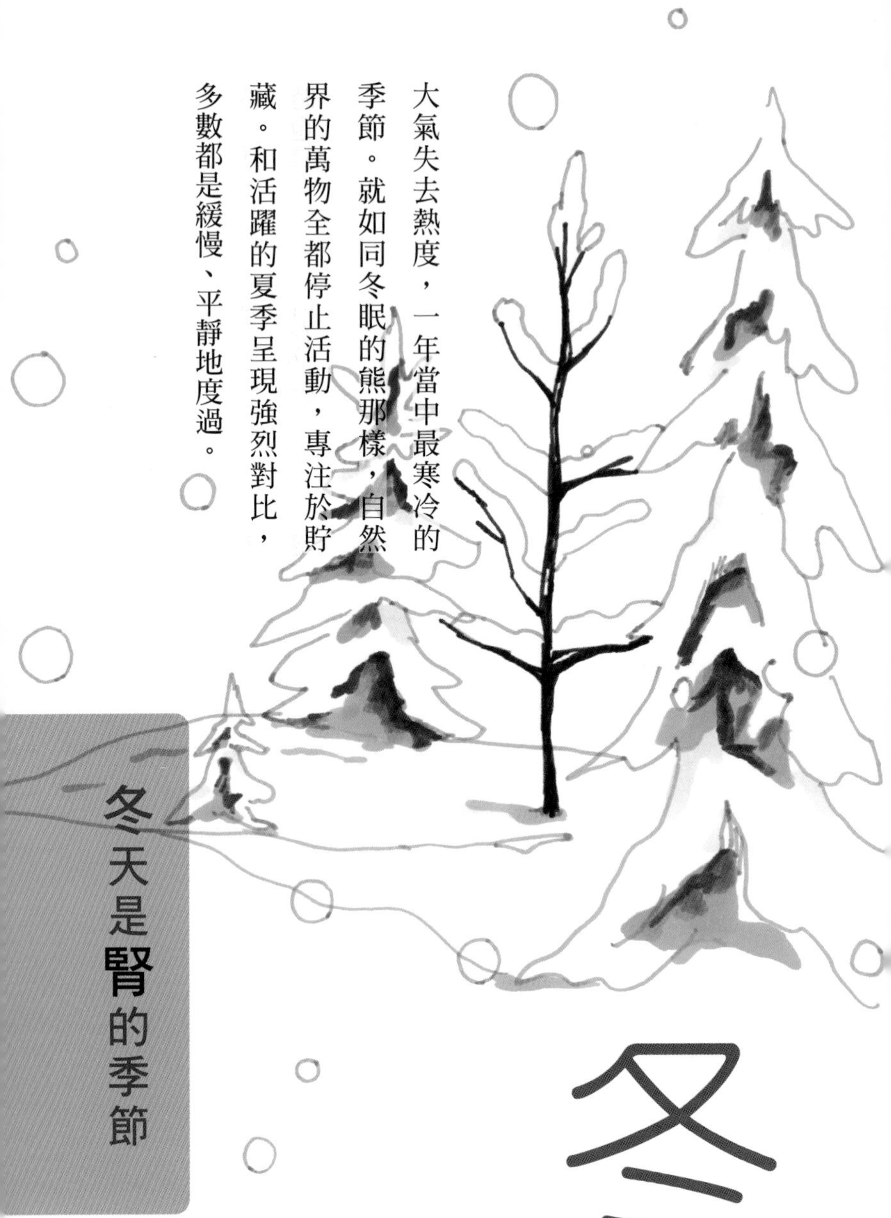

腎

腎是貯藏「生命泉源」，也就是精氣的場所。另外，腎具有水的性質，同時也具有將濕潤貯存於體內，排出老廢物質的功能。甚至，同時也負責為各臟腑保溫，藉此避免身體受寒。

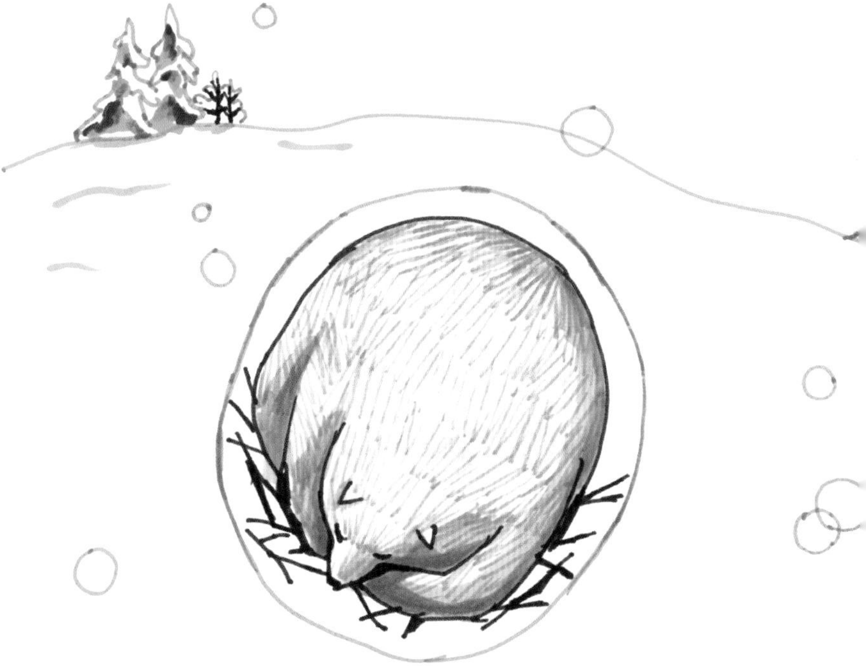

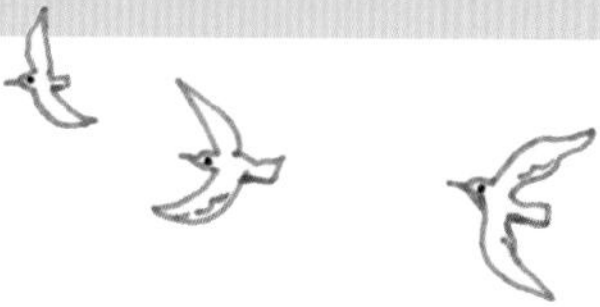

PART 1

五臟的養護方法——38

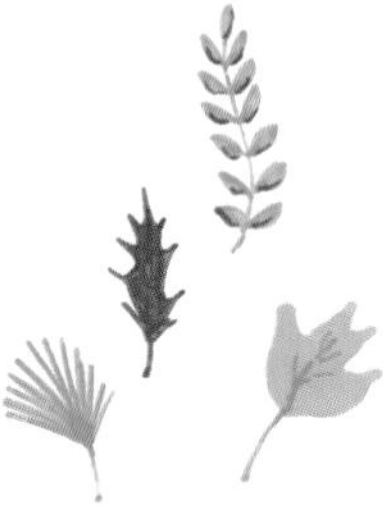

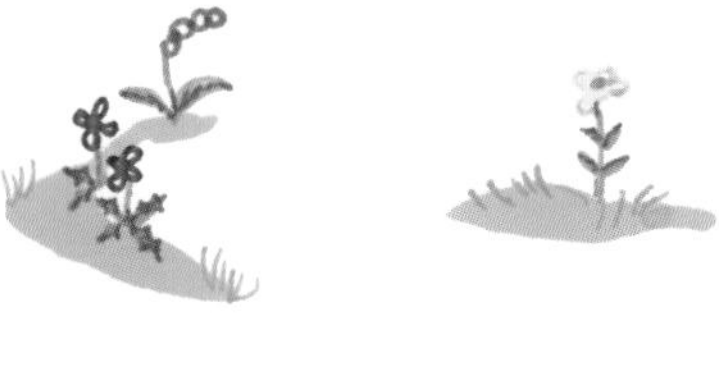

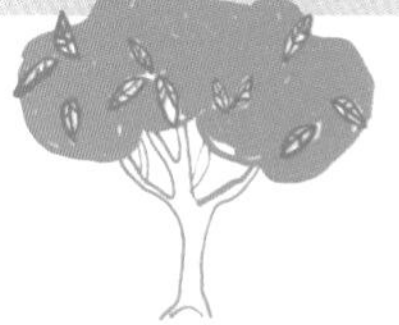

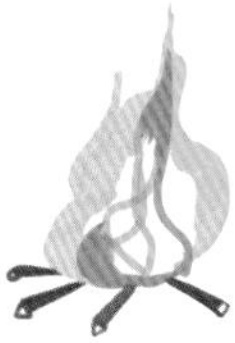

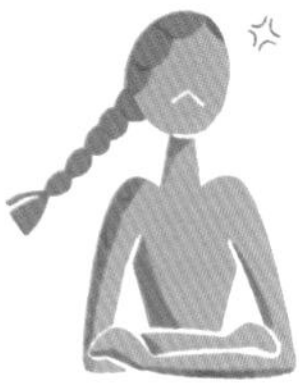

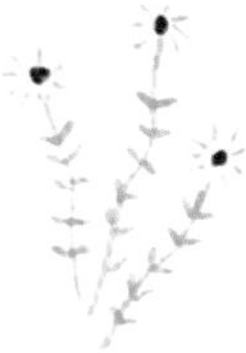

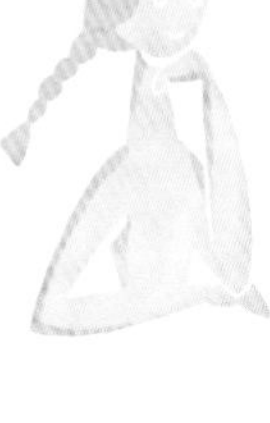

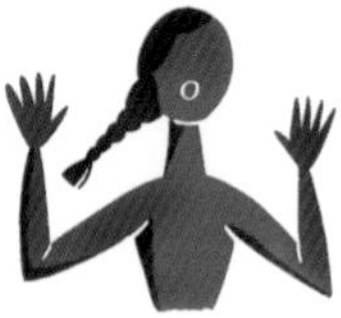

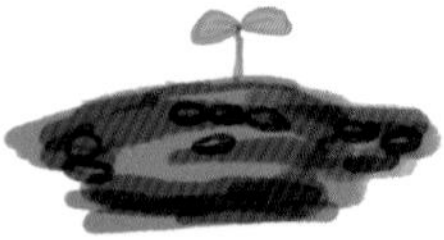

［肺］

［腎］

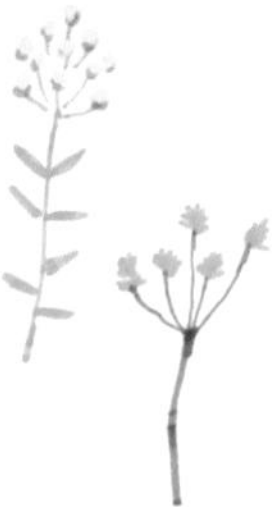

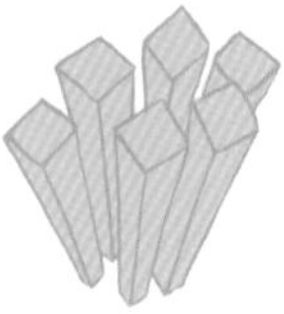

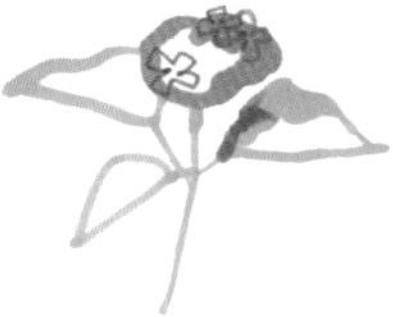

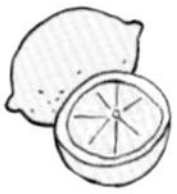

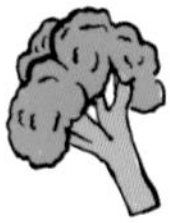

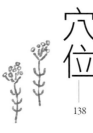

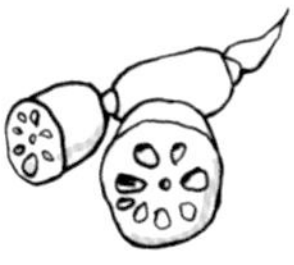

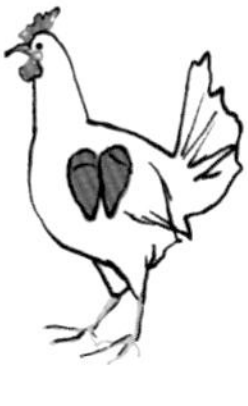

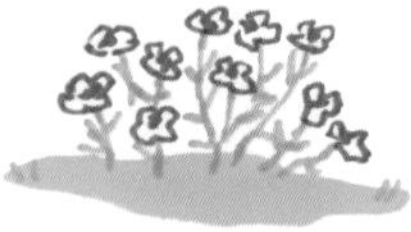

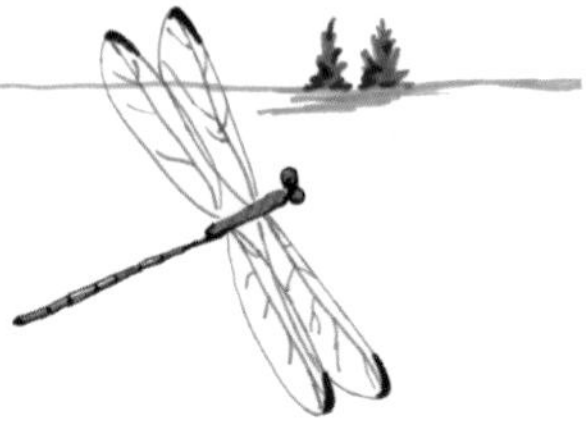

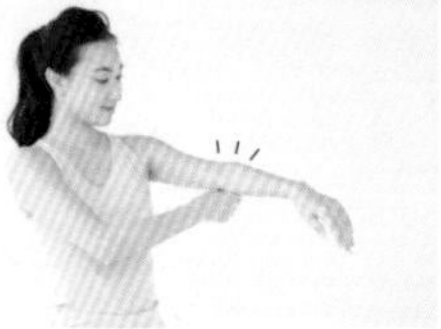

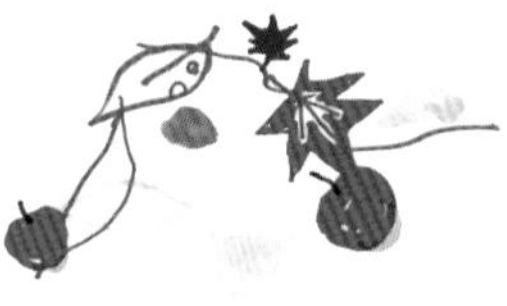

PART 4

東洋醫學的五臟和身體循環—206

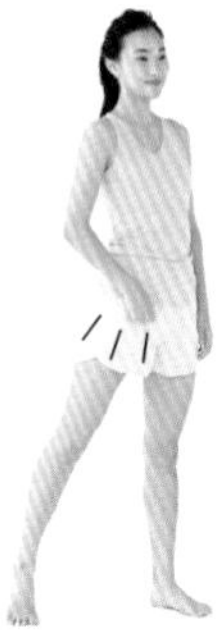

五臟是沉默的

我們能夠主動感受到的身體不適，往往讓人感到心煩意亂，然而，其實這些都是位在身體內側，肉眼所看不見的五臟，正陷入疲憊狀態的信號。

所謂的五臟是指肝、心、脾、肺、腎。五臟各司其職、相互合作的同時，使我們得以生存、成長，活在這個世界上。

五臟沒有假期。不管是大白天也好，睡覺的時候也罷，總是持續不間斷地活動。把必要的養分送到臟器或細胞，讓氣和血循環流動到身體的各處。與荷爾蒙的分泌、老廢物質的排泄、疲勞恢復、精神穩定等所有身心靈症狀息息相關。

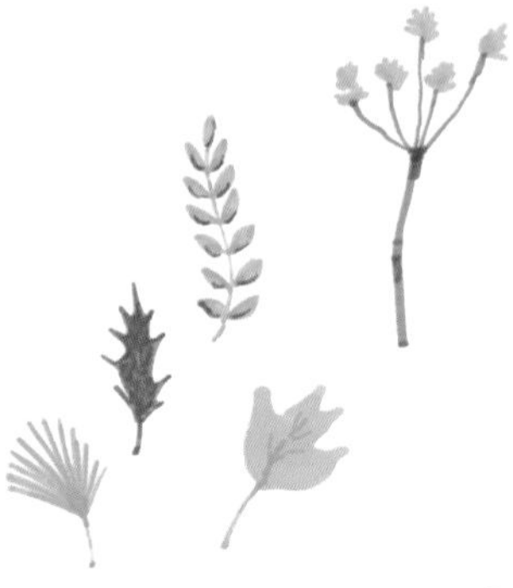

不論多麼忙碌、壓力多麼沉重，五臟永遠都是沉默的。如果沒有好好養護，放任五臟的功能持續衰退，身體健康的均衡就會在不自覺之間瞬間崩塌。

例如，當心臟感到疲累時，血液就無法在全身上下順暢循環，使臉色失去光澤，有時更會引起心悸或呼吸短促。另外，當滋潤全身的肺變得虛弱時，聲音就會變得沙啞，有時就會出現積痰、咳嗽的現象，同時也容易罹患感冒。

五臟會傳出訊號，但是，自己卻不會喊「痛」或「累」。

準確揪出沉默當中的訊號，利用「五臟養護」保護五臟吧！

探究身體本質的「五根九土」

「五根九土」是我所提倡的觀念之一。

所謂的「五根」就是本書準備談論的「五臟」。

「九土」則是指「九種體質」（參考212頁）。

「九種體質」是我的老師，中國的體質學權威兼國醫大師，工程院院士，同時也是北京中醫藥大學的永久教授．王琦所提倡的理論，是中國的國家標準。

這種「九種體質」加上美容理論後所發展而出的觀念就是「五根九土」。

植物只要透過根部正確吸收營養，就能長出健康的葉子，開出美麗的花朵。但

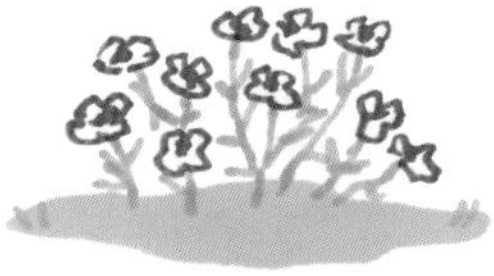

是，即便是長滿美麗花朵的樹木，一旦根部不健康，就無法吸收足夠的營養和水分。

樹木需要肥沃的土壤和強韌的根部。然後，人類也一樣。

只要實施符合九土（九種體質）的「體質改善」、活化五根（五臟），就能夠解決顯現在身體上的各種問題，這便是我所思考的「五根九土」。

這本書將教導大家如何活化五根，也就是「養護五臟」。

對應五臟六腑的事物

五臟在隨著大自然和時間的流動而改變的同時，也會不斷牽動我們身體的各個部位和功能。

大家應該都聽過五臟六腑。五臟指的是肝、心、脾、肺、腎；六腑則是指膽、小腸、胃、大腸、膀胱、三焦。然後，五臟又分別和六腑匹配成對，彼此的作用就像夫妻那樣相輔相成。肝和膽、心和小腸、脾和胃、肺和大腸、腎和膀胱各自匹配成對，三焦則是橫跨五臟，然後與保護心臟的薄膜・心包（也有人把心包和五臟併稱為六臟）相連，藉此使彼此相互合作，發揮各自的功能。

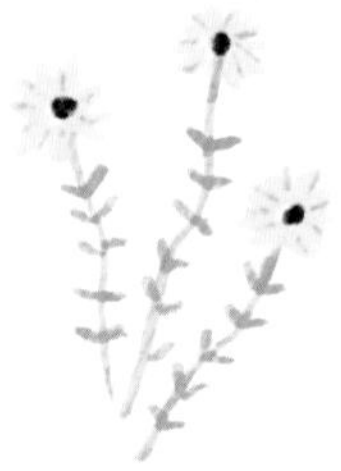

位於身體內側的五臟和位於身體外側的開口部（眼／舌／口／鼻／耳等）相連。肝和眼、心和舌、脾和口相連。例如，肝臟不健康的時候，就會出現視線模糊、眼睛疲勞等眼睛方面的症狀，相反的，用眼過度的時候，也會導致肝臟疲勞，因為兩者是相互關聯的。

五臟的好壞也會反映在我們的情緒（怒／喜／思／悲、憂／驚、恐）上面。肝臟的狀態變差的時候，人會變得易怒，如果焦慮的情緒不斷持續，肝功能的作用就會變差。此外，我們的行動（走／看／坐／躺／站）和五味（酸／苦／甜／辣／鹹）、五色（藍／紅／黃／白／黑）等各式各樣的元素，也都與五臟有著密不可分的關係。

關於各種元素與五臟之間的關聯，請參閱40頁之後的五臟對應圖。

看不見
卻特別重要的「氣」

在這本書當中，經常可以看到「氣循環不佳」、「氣如果不足，就容易導致身體狀態失衡」等，提及「氣」的字句。基本上，日語裡面就有許多使用「氣」的單字，例如原意為「根源之氣」的元気（活力），除此之外，還有やる気（衝勁）、気配（氣息）、空気（空氣）、気に入る（喜歡）、気詰まり（窘迫）、気の毒（可憐）、病気（生病）等，而其中有很多名詞都帶有十分強烈的精神元素，因為肉眼無法看見，所以往往只能用心靈、精神方面的感覺去感受。

不管如何，「氣」確實是存在的。

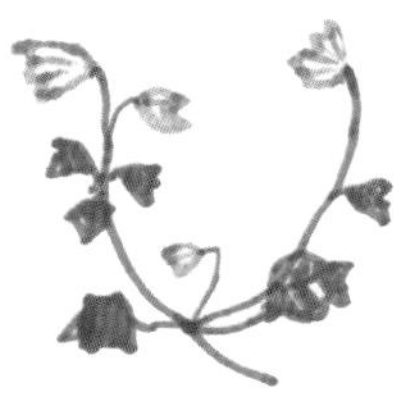

在東洋醫學當中，「氣」就是指我們體內以物理形式存在的能量，是用來維持生命的「所有根源」。活動身體、保溫、防禦外敵，甚至具有貯存體液，避免體液洩漏至體外，調整排泄的作用。

另外，構成身體的基本元素為「氣、血、水（津液）」（參考210頁）。這些基本元素會相互合作，努力維持健康的均衡，但是，如果「氣」循環不良，就會造成血和津液的滯留。因為體內的血和水（津液）無法自行流動，唯有借助名為氣的能量，才能帶動血和水的流動，避免滯留體內。

氣循環變差，就代表身體狀態不佳，而氣的動作停止，就代表「死亡」。

由此可見，「氣」是非常重要的元素。

季節的循環與身體的循環

就如前面也曾介紹過的，五臟分別對應各不相同的季節。人類是大自然的一部分。就如同動植物會隨著季節轉換而變化那樣，我們人類也不例外，不違逆大自然的大氣流動，順應那些流動而生，才是有利於身體的最佳生活方式。

春

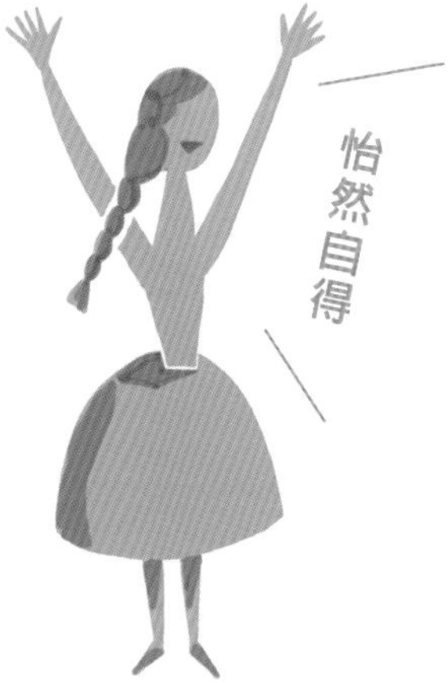

春天是動植物們開始活動的季節。我們人類也要利用春天，好好地伸展冬季變得僵硬的身體，讓自己過得更加舒適、自在。例如，把頭髮放下來、穿寬鬆衣服，讓身體徹底放鬆吧！

在精神方面湧現出衝勁和意欲的同時，因為大自然充滿活力，調整氣流的肝臟也會變得十分活躍，因此，氣會變得興奮且容易波動。往往比較容易感到焦慮或壓力，情緒就會變得比較不穩定。身體的氣流紊亂，也會導致血流變差、肩膀僵硬、眼睛疲勞、黑斑或黑眼圈變得明顯。

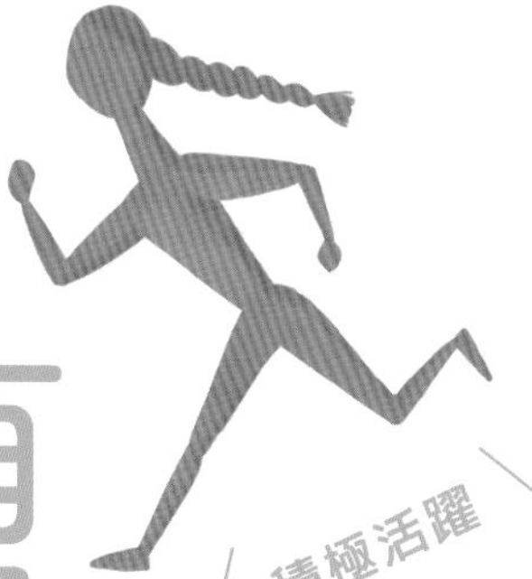

夏

積極活躍

活力滿滿的夏天是更加積極活躍的季節。

與其待在家中，外出活動，讓自己適度流汗、釋放能量才是更理想的做法。這同時也是避免熱暑囤積在體內的秘訣。

可是，這段期間也非常容易受到嚴酷熱暑或冷氣房、濕氣等外來因素的影響，就容易造成身體的負擔。這段期間可能讓統籌五臟的心臟感到疲累，使血的循環力變弱。因此，夏天容易發生心悸或呼吸短促、睡眠較淺、倦怠感、食慾不振的症狀。

長夏／梅雨

溼答答的季節

濕氣偏高、潮濕、悶熱的梅雨季節、氣溫或濕度變化較大的季節，身體狀態往往更容易失衡。尤其日本是個四面環海的國家，濕氣本來就偏高，因此，每到梅雨時期，就有很多人容易感到頭痛、倦怠和腰痛。

因為脾臟「喜燥惡濕」，所以這個時期特別容易受到影響。為了養護脾臟，就要避免造成消化負擔的食物，同時避免過量攝取冰冷的食物。

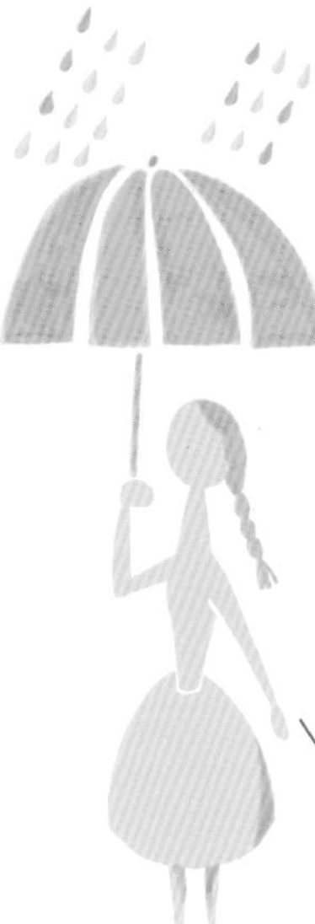

秋

從夏季的陽氣轉變成採收季節，之後，樹木就會逐漸枯黃凋零，大氣也會恢復成原本的沉穩、平靜。在那樣的秋季裡面，人類也該放慢腳步，以沉穩的步調過生活。讓因為酷暑而感到疲累的身軀冷卻一下，早睡早起是最適合這個季節的生活方式。

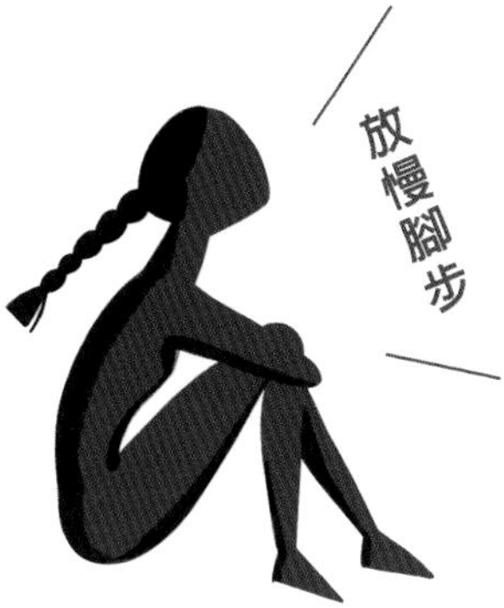

冬

嚴寒的冬季是萬物貯存能量的季節。就像熊窩在巢穴裡冬眠那樣，人類也應該放慢生活的腳步。任何事情都不要過度逞強，冬季的睡眠比平常早睡晚起，才是最理想的。

冬天時期，身體的貯存能力會大增，所以基本上並不適合瘦身。

如果身體功能在這個時期下降，就會出現水腫、下半身虛冷、膚色黯沉或白髮等症狀。

因為空氣會變得乾燥，所以肺容易受損，呼吸系統也容易發生花粉症等問題。

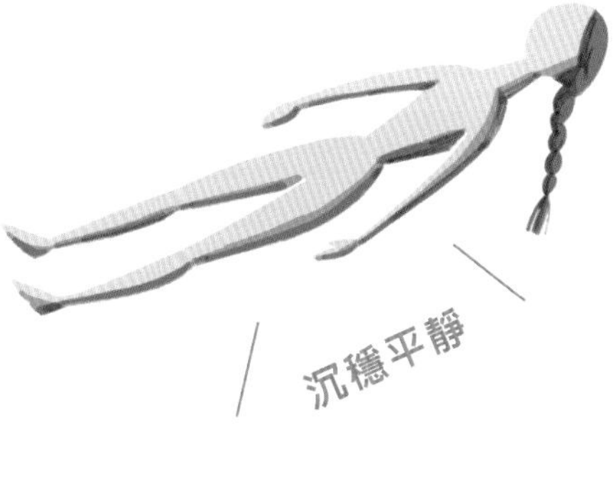

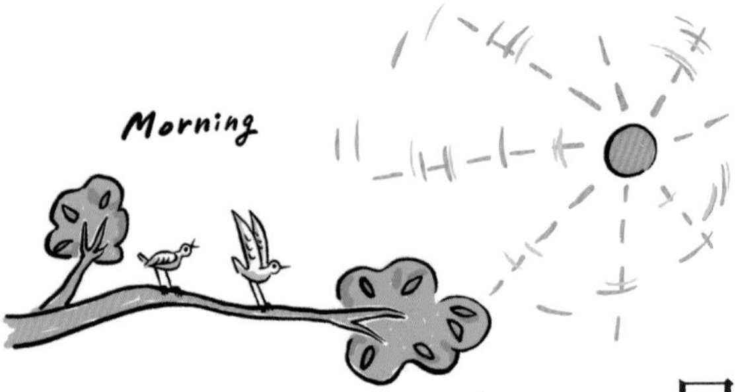

為了五臟好好重視早餐和睡眠！

五臟有各自活躍的時段。肺的活躍時段是深夜3點至凌晨5點。心臟則是上午11點至下午1點。配合這樣的步調生活，也是非常重要的（參考40頁）。

例如，把飲食物轉變成氣、血等能量的脾臟，在上午9點至11點期間特別活躍。因此，早餐必須在這段期間內吃完，如果沒有吃早餐，脾就攝取不到營

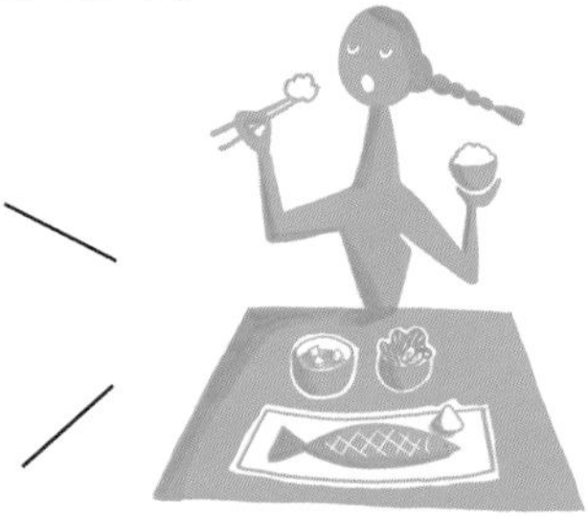

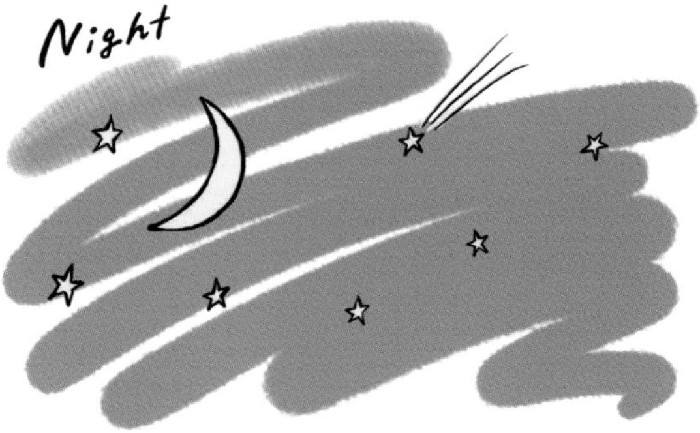

養，就無法把營養運送到各臟器。

另外，日夜顛倒的不規則生活也是五臟的大忌。深夜1點至3點的就寢時間，才是肝臟發揮貯藏血液實力的時刻。因此，如果那個時段還沒有睡覺，身體就無法貯藏血，就會導致膚色變差，就容易產生黑斑，甚至形成容易產生焦慮或生理痛等問題的體質。

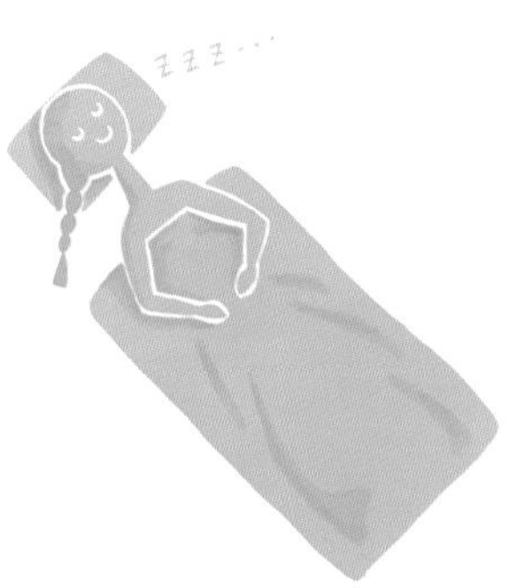

晚上好好睡覺
很重要

五臟的養護方法

PART 1

知

本章節將學習肝、心、脾、肺、腎各自的基本作用，以及機制相關的基礎知識。同時也會詳盡解說因五臟疲累或虛弱，所引起的身體不適或問題。試著對照一下自己的身體狀態和症狀吧！

五臟地圖

以下是與五臟相互對應的各種元素、大自然現象等的地圖。詳細將於44頁之後，按照各臟器類別進行解說。

	P.44	P.58
五臟（六腑）	肝（膽）	心（小腸）
五主	筋膜	血脈
五行	木	火
季節	春（立春-5月）	夏（立夏-8月）
時間	1:00~3:00 膽 23:00~1:00	11:00~13:00 小腸 13:00~15:00
七情	怒	喜
症狀	〔焦慮〕	〔失眠、憂鬱〕

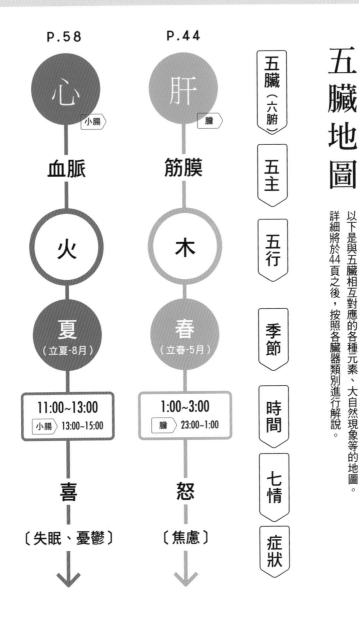

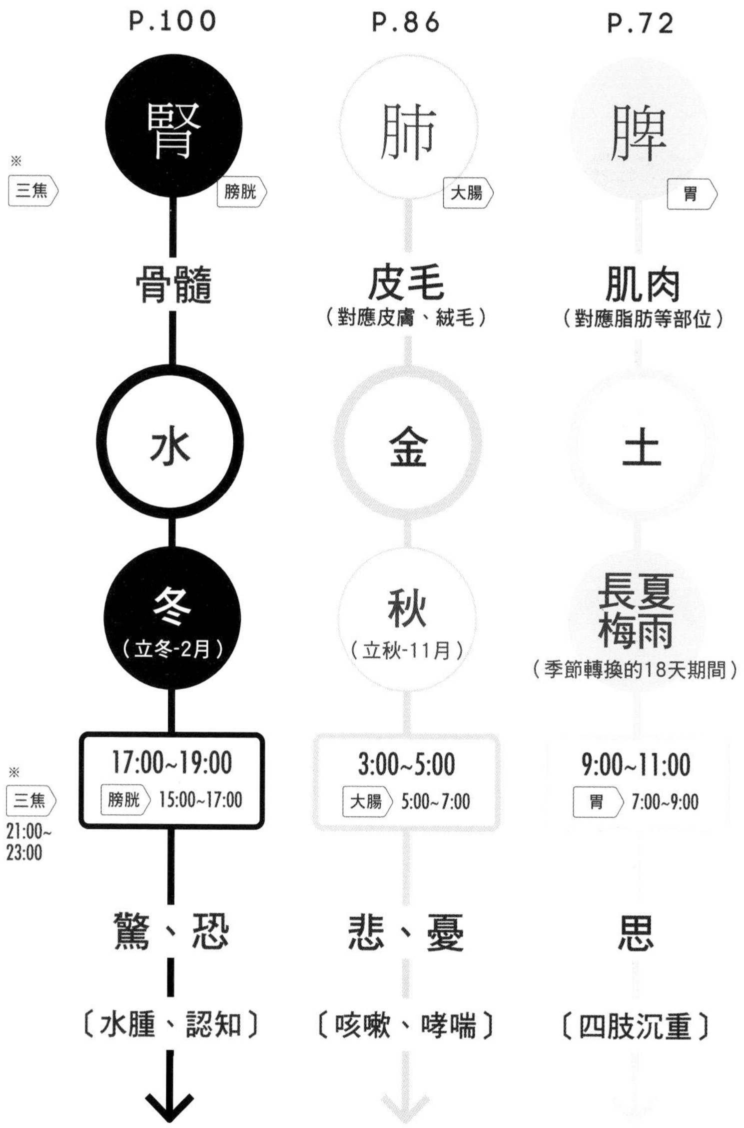

※六腑的三焦橫跨五臟。另外，如果以六臟的情況（參考28頁）來說，「心包」就是守護心臟的膜，對應的時間是19:00～21:00。

五臟地圖

以下是與五臟相互對應的各種元素、大自然現象等的地圖。詳細將於44頁之後，按照各臟器類別進行解說。

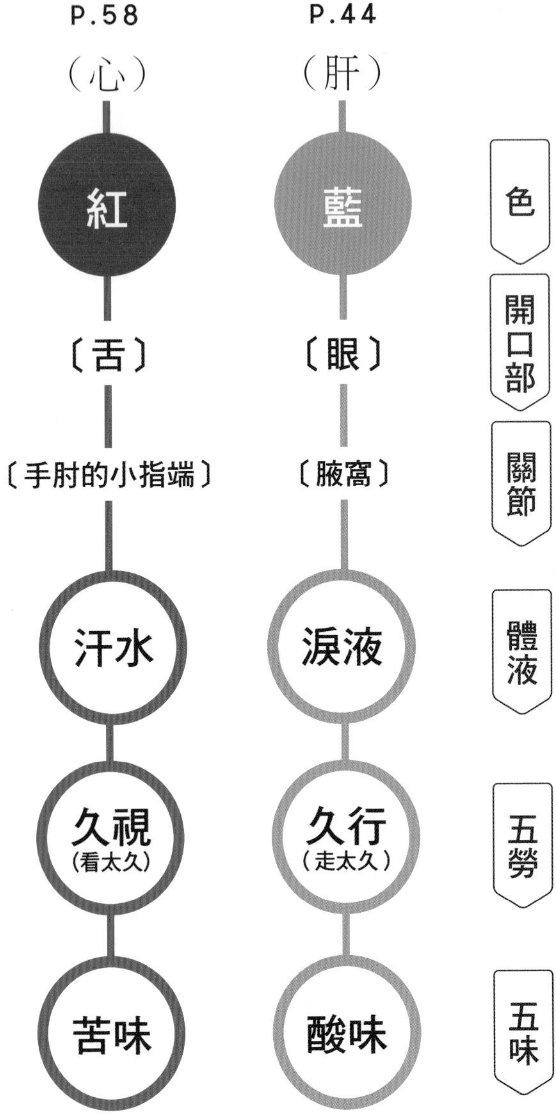

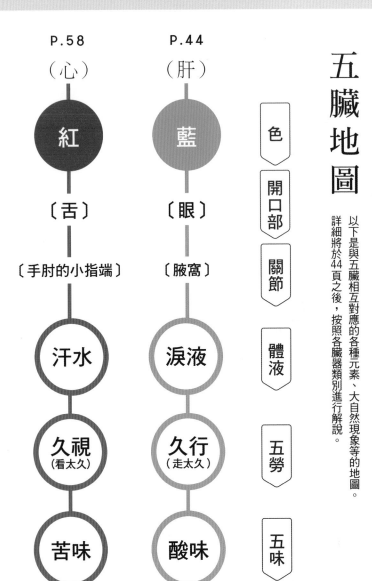

P.100	P.86	P.72
（腎）	（肺）	（脾）
黑	白	黃
〔耳〕	〔鼻〕	〔口〕
〔膝蓋後方〕	〔手肘的拇指端〕	〔鼠蹊部〕
唾液	鼻水	口水
久站（站太久）※	久臥（躺太久）	久坐（坐太久）
鹹味（醬油鹹）	辣味	甜味

※所謂的「久」是「長期」的意思。例如，「久站」是「長期站立＝站太久」的意思。

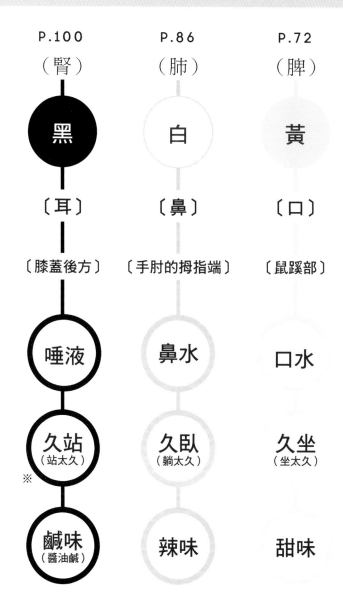

肝

肝的作用

把氣送到體內的各個角落

肝臟有兩大作用。第一個作用是，讓氣、血順暢流動到身體的各個部位。※1就像樹木的樹枝向外延伸那樣，只要肝功能正常，氣循環就會順暢，就能把必要的血、營養和體液順利輸送到身體的各個角落，另外，也能使精神方面維持穩定狀態。

肝

第二個作用是貯存血液。[※2]甚至還有控制血量的作用。

肝臟會根據身體的活動量，把必要的血量輸送到細胞、組織或器官等全身各處，使生理機能毫不間斷地正常運作，同時給予全身滋潤。

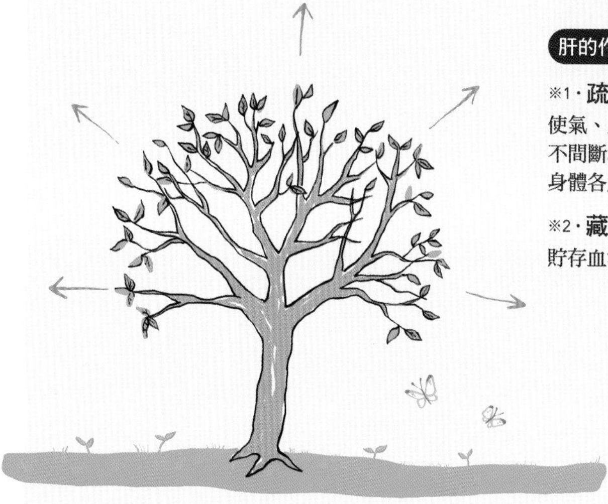

肝的作用／用語解說

※1・**疏洩作用**
使氣、血順暢、不間斷地流動至身體各處

※2・**藏血作用**
貯存血液、控制血量

肝的對應元素

季節

肝臟活躍的時期是立春至5月的期間。就是春風（東風）吹拂，氣流動至各個角落的季節。植物發芽的春天，陽氣蓬勃、樹木也生機盎然。身體內部的氣也跟大自然的大氣一樣欣欣向榮。

時間

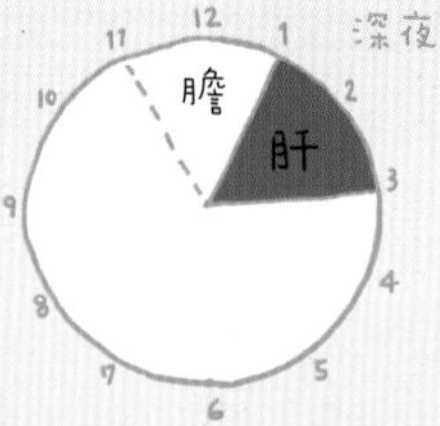

肝臟對應的時間是深夜1點至3點（膽（六腑）的對應時間是晚上11點至半夜1點）。這個時間是否能夠熟睡，就取決於肝臟狀態的好壞。如果沒有睡覺，就無法貯存血液，就容易引起身心方面的各種失衡。

五行

症狀

肝功能衰弱往往導致氣、血循環不良，使身體功能出現各種失調。疾病或肝功能也會影響自律神經，因此，有時也會引起焦慮、不安，甚至是憂鬱等精神方面的各種問題。

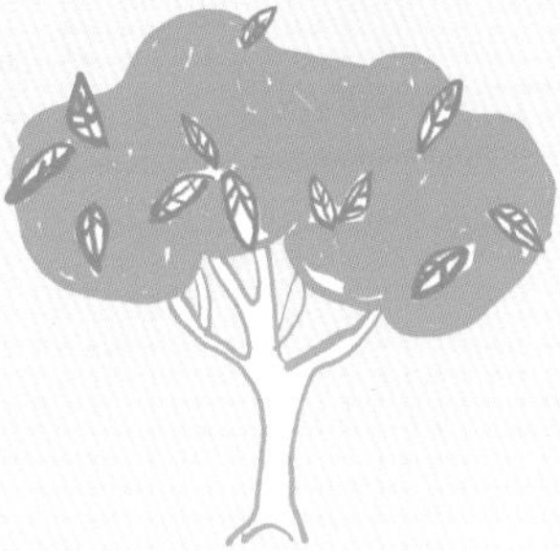

肝臟對應的是「木」。就像樹木（肝）會從土壤（脾）裡面吸收養分和水分，然後輸送到樹葉前端那樣，肝臟在體內也負責把氣和血輸送到身體的各個角落。

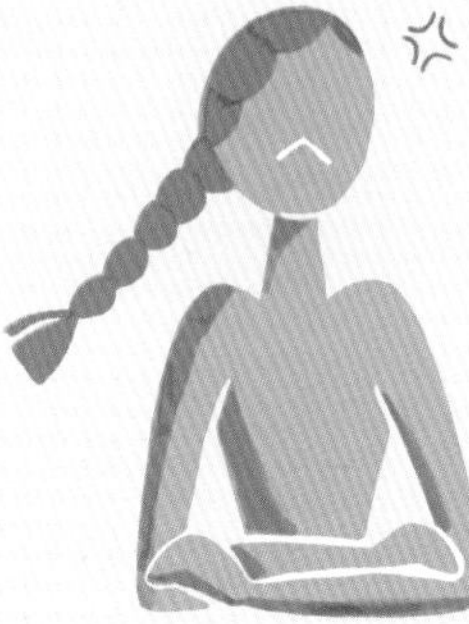

情緒

肝臟與情緒的穩定息息相關。與肝臟相對應的情緒是「怒」。就如同「大動肝火」這句話，焦慮、易怒等都與肝臟有關。

「體液」

和肝臟有關係的體液是淚液（眼淚）。肝功能正常的時候，眼睛會經常分泌淚液，滋潤眼睛。而肝功能變差時，不是因為淚液分泌不足導致眼睛乾澀，就是淚液過多。愛哭也是受到肝臟的影響。

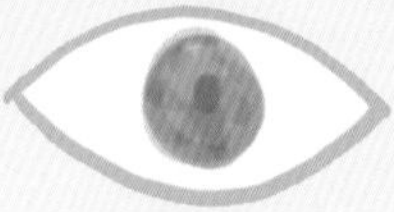

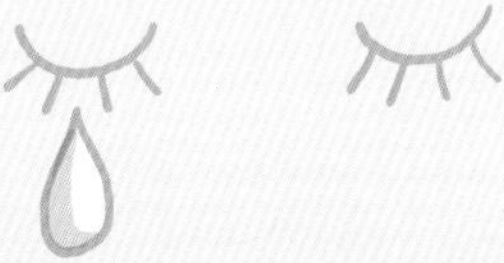

「開口部」

「五勞」

基本上只要一邊感受大自然的能量，一邊悠閒散步，就能達到養肝的效果，但在另一方面，走路過多也會使肝的作用變遲鈍。被認定有益健康的快走或馬拉松，如果過量，也可能導致肝氣虧虛。

五色

肝臟屬於藍色。例如，臉色蒼白的人或是眼周或太陽穴等部位容易浮現出藍色靜脈線條的人，就是肝功能偏弱的表象。藍色等食材也可說是比較容易進入肝臟的食材。

肝臟與眼睛有著密不可分的關係。肝功能一旦下降，眼睛就容易變得疲勞。如果用眼過度，就會使肝功能變得虛弱。

五主

肝臟掌管筋膜，同時也與筋膜的運動功能相關。

五味

酸味具有促進肝臟作用的效果。可促進氣循環，調整肝功能。身體之所以想要酸味，或許就是肝氣虧虛的信號。緊張感持續、疲勞囤積等氣循環不順暢時，只要攝取酸味就可以了。

這種生活習慣的人要注意！

晚上不睡覺的人

肝臟會在深夜1點至3點期間發揮貯藏血液的作用。而且，肝臟貯藏血液的絕對條件就是熟睡。如果這個時段不睡覺，生活不規律的話，就會導致血液不足，當然，肝功能也會下降。氣循環也會跟著變差，自然就無法將血液順利輸送到身體的必要部位。

易怒的人、悶悶不樂的人

總是為一點小事而亂發脾氣，又或者動不動就理智線斷裂，這就是肝臟控制氣流的功能發生異常的證據。一旦肝功能失衡，人就容易失去理智，就會變得焦躁、易怒。另外，肝功能失衡，有時也會導致情緒低落、悶悶不樂。

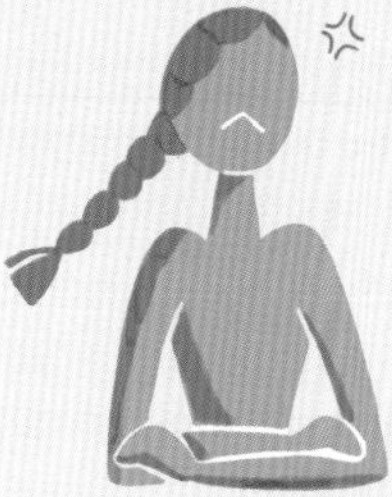

因為電腦工作等而用眼過度的人

肝臟和眼睛透過經絡（東洋醫學中所謂的氣血通路，參考140頁）相連。當眼睛容易疲勞、乾澀、眼睛深處感到疼痛的時候，就代表肝功能失衡。現代人常有用眼過度的情況，而這種情況也是造成肝功能損害的原因之一。

生活緊張、壓力大的人

工作也好、私生活也罷，如果長時間繃緊神經，就會導致氣循環不佳。肝臟的作用是把氣、血輸送至身體的各個角落，因此，只要氣循環良好，血液循環就會變得更順暢，若長時間情緒緊繃，血管就會收縮，血液循環就會變差。

肝氣虧虛

美容的大敵，容易產生黑斑

黑斑是血液滯留所造成。就如字面的意思，肝斑就是肝臟所引起的皮膚症狀之一。血液循環一旦變差，肌膚代謝再生（Turnover）所需要的營養就會不足，就會導致黑斑沉積。

臉色蒼白、黑眼圈嚴重

肝功能衰弱，導致血液循環變差之後，臉色就會變得蒼白、毫無血色。就跟黑斑一樣，黑眼圈的主要原因也是因為血液滯留所造成的血液循環障礙。

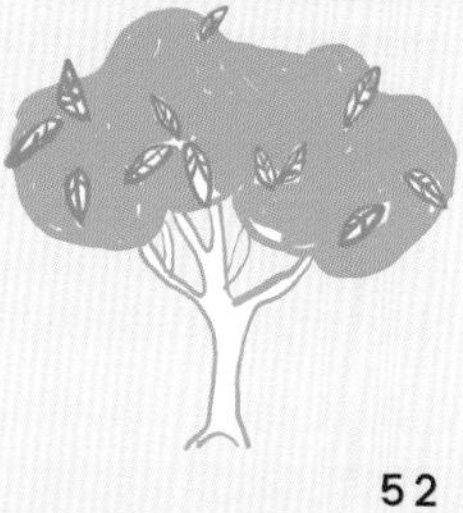

經血混雜血塊

肝功能一旦衰退，氣的流動就會變得不順，血液也會滯留。正常的經血呈現鮮豔紅色，但是，一旦肝氣虧虛，經血就會呈現深黑色，同時還會有黏稠的血塊混雜在其中。

為嚴重生理痛的PMS所苦

因為肝臟是血的貯藏庫，所以和月經有著密不可分的關係。肝氣虧虛容易引發PMS（經前症候群），出現生理痛嚴重、生理期之前的乳房脹痛、焦慮等問題。

睡覺等時候發生腳抽筋

肝臟具有透過血液，輔助筋膜運動的作用。血液一旦循環不良，血液的供給量就會不足，結果就會導致腳抽筋。然後，筋膜的疲勞也會反過來影響肝臟。

指甲變脆、變形

肝臟的狀態也會反映在指甲上面。正常的指甲有彈性與光澤，同時帶有隱約的紅。相反的，肝氣虧虛時，指甲就會失去光澤，嚴重時還會出現變形的情況。

乾眼、眼睛疲勞、抽搐的眼睛痙攣

肝臟和眼睛息息相關。因此，乾眼症、眼睛疲勞或眼輪匝肌（眼睛周圍的肌肉）抽搐、痙攣的眼睛問題，多半都是肝臟的症狀表現。

睡不好，半夜醒過來好幾次

肝臟的問題也會影響到睡眠。因為讓精神穩定的血液不足，所以就會感到不安，同時也會引起睡不好、容易甦醒的狀態。

肌膚乾燥、頭髮也變毛躁

對我們的身體來說，血液是十分重要的滋潤成分。如果貯存血液的肝功能下降，無法充分補充血液，肌膚就會變得乾燥、粗糙，頭髮也會失去潤澤，變得毛躁。

肩、頸、背容易僵硬

造成身體僵硬的原因有好幾種，而肝功能衰弱也是主要原因之一。血液循環不良所造成的血液滯留，有時會以肩、頸、背的疼痛、僵硬症狀來加以表現。

喉嚨痛、堵塞感

喉嚨疼痛、堵塞、緊繃等，各種喉嚨的不適感，源自於肝功能衰弱所導致的氣循環不良。

決策力變差

這是肝臟與膽（六腑）相關聯的問題。就如同大膽這個名詞的意思，膽代表著氣度和勇氣，一旦肝功能衰退，與其相關聯的膽功能也會下降，於是決策力就會變差，人就會變得優柔寡斷。

嘴裡變苦

膽（六腑）與肝臟相關聯，膽會分泌膽汁，幫助脾、胃的消化。肝功能一旦衰退，膽功能也會失衡，結果飲食物就會從胃裡逆流，膽汁流進口腔，嘴裡就會變苦。

臉色變黃

肝功能一旦衰退，臉色就會變蒼白。如果進一步影響到膽（六腑），有時臉色就會變黃。這種症狀稱為黃疸，就是肝氣虧虛所導致。

肝的養護

若要維持肝功能的正常運作，就必須注意氣流順暢的生活。尤其春天是大氣充滿活力，萬物蓬勃生長的季節，這個時期的肝功能也會變得十分活躍，因此，有時就可能發生失衡的情況。氣循環非常重要，但肝臟的調理、養護更是關鍵。深呼吸、笑口常開、避免壓力囤積，就能達到非常有效的養護效果。另外，放下綁緊的頭髮、不穿束縛身體的洋裝、不戴帽子等，也是避免妨礙氣流的重點。

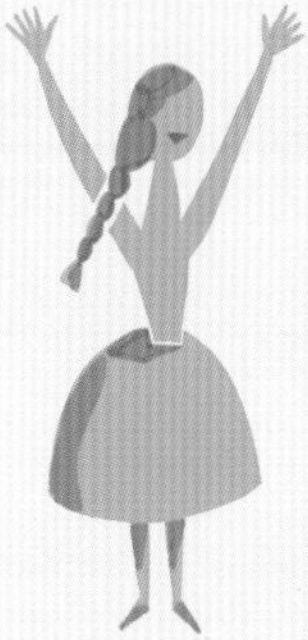

日夜顛倒NG。晚上11點睡覺吧！

肝臟會在深夜1點至3點之間淨化體內循環的血液，同時把新鮮血液貯藏起來。另外，與肝臟對應的膽的活躍時間則是晚間11點至深夜1點。為了讓身體好好休息，充分發揮貯藏血液的作用，建議在晚間11點的時候上床睡覺。

不要過勞、安穩過日

壓力、過勞、睡眠不足等，都會妨礙肝臟的正常運作。尤其春天是環境變化等較不穩定的季節，正因為如此，更應該放寬心、不慌亂，盡可能讓自己悠閒、安穩地度過每一天。

早上悠閒散步

感覺肝臟似乎有些疲勞時，就試著早起散散步吧！只要吸收新鮮空氣，肝臟所帶動的氣循環就會變好。推薦的場所是樹木和花等植物較多的公園。植物的能量能夠為我們的身體帶來活力。

「心」

所有臟器的首領

心的作用

對人類的生命來說，最重要且陽氣旺盛的心臟，就像是統籌五臟和六腑的首領。※1

五臟各自具有不同的固定功能，會在相互影響的情況下，維持我們身體的作用，而負責調和、統籌五臟的則是心臟。心臟的作用不光只有生理功能，同時也涵蓋了人類的情緒、思考、意識、判斷力和記憶力等精神（大腦）活動。

另外，心臟具有掌管血脈，使血液循環全身的作用。※2

如果說肝臟是貯藏血液、調整血流量的倉庫，那麼，心臟就是把血液輸送至全身的幫浦。心臟會透過血脈（血管）把血液輸送到以其他臟腑為首的身體各處。只要心臟的作用穩定，脈搏就會正常，血液循環自然就會順暢。

心

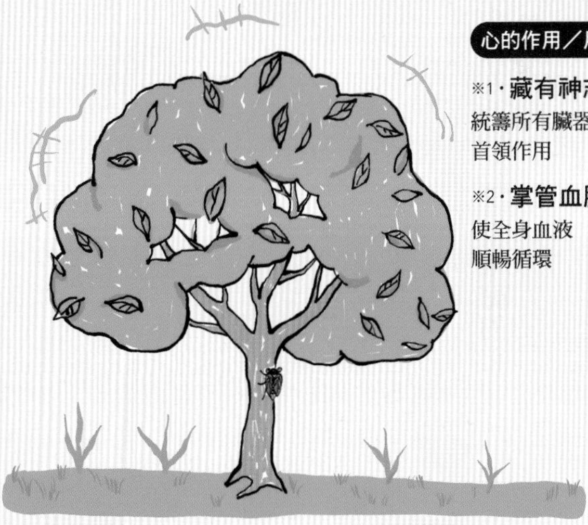

心的作用／用語解說

※1・**藏有神志**
統籌所有臟器與精神的首領作用

※2・**掌管血脈**
使全身血液順暢循環

心的對應元素

季節

心對應的是立夏至8月間最炎熱的夏季。這個季節容易貯存名為陽氣的能量，同時，就如同樹木成長速度會大幅提升那樣，身體的活動也會變得更加積極、活躍。

時間

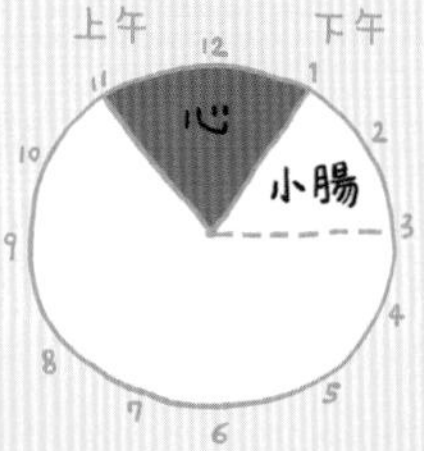

心臟對應的時間是上午11點至下午1點（小腸（六腑）的對應時間是下午1點至3點）。這是血液循環變良好的時段。午餐之後稍微小睡個30分鐘以內，就可以調整血液的流動。

五行

症狀

心臟的狀態會率先顯露在肌膚光澤上面。另外，也會出現不安、失眠、憂鬱等精神方面的問題。甚至，因為心臟掌管血脈，所以也可能引發高血壓、動脈硬化或心肌梗塞等心血管疾病。

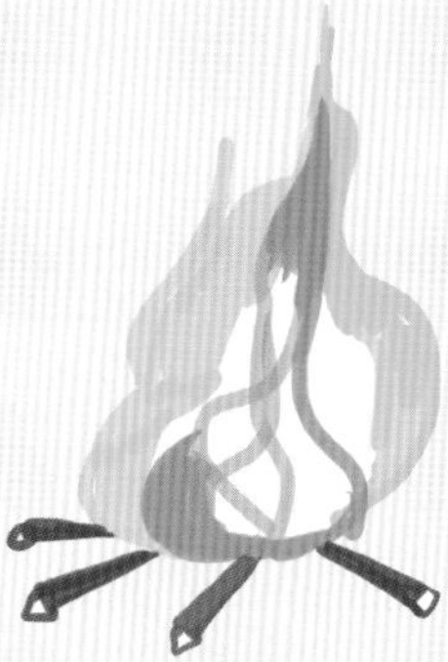

心臟被認為與「火」相對應。火過旺，會消耗氣和體液，容易導致身體狀態失衡，甚至，由於火具有向上燃燒的性質，因此，症狀就容易顯現在臉、舌、眼等身體上半部。

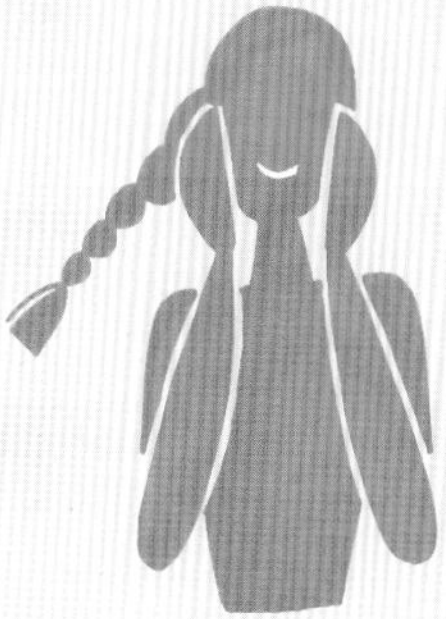

情緒

「喜」、「樂」之類的情緒對身心來說是非常重要的，然而，情緒若是過度亢奮，長期持續之下，就可能導致氣、血循環失調，對心臟的作用造成損害。憂鬱症就是一種情緒性的疾病。

「體液」

受心臟所影響的體液是「汗液」。只要心臟的作用正常，夏季炎熱的時候或運動之後，身體就會排出大量汗水，但如果心氣虧虛，就不太會出汗，又或者反而會排出超出必要的大量汗水。

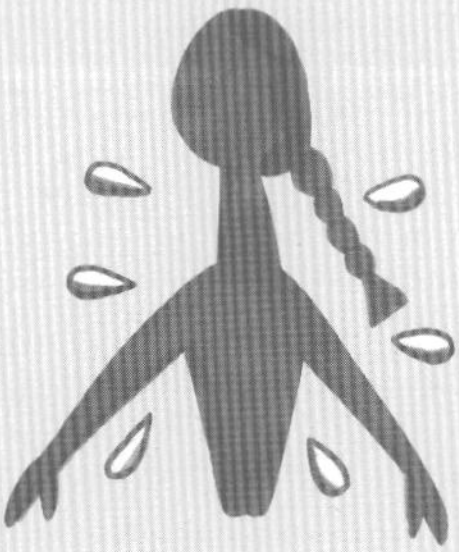

「五勞」

觀看的行動會影響到心臟。例如，盯著電腦螢幕好幾個小時、電視觀看太久、智慧型手機使用過度等，如果持續用眼，就會耗損心臟的能量。

「開口部」

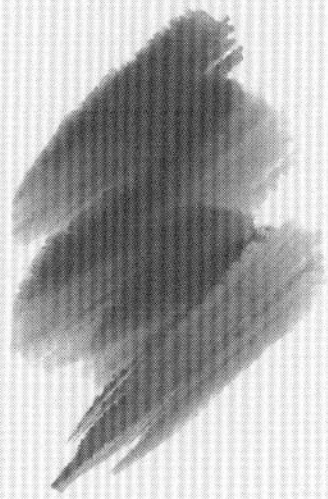

五色

心臟屬於紅色。例如，心臟的狀態一旦失衡，臉色就會潮紅，就連舌尖也會變紅，紅色就是用來判斷的材料。另外，蕃茄或枸杞等紅色食材有利於心臟的作用。

心臟和舌相連。說話等使用舌頭的行動都是由心臟所支配，只要觀察舌頭前端，就能了解心臟的狀態。心火過旺的時候，舌尖會先變紅。

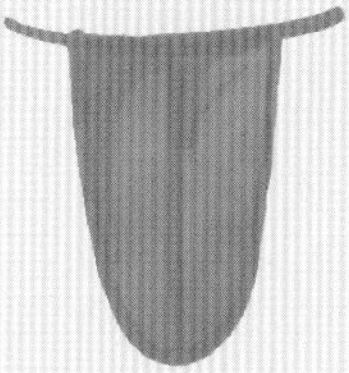

五主

心臟掌管血脈，負責把血液運送到全身各處。

五味

苦味能夠促進心臟的作用。苦味也能有效冷卻貯藏在體內的多餘熱氣，同時抑制心理產生的焦慮或不安。尤其在心臟負擔較大的夏季炎熱時期，苦味能夠幫助調整身體狀態。

這種生活習慣的人要注意！

☑總是十分認真的勤奮者

不管做什麼事情，總是一絲不苟的人、對工作或讀書充滿熱情，幾乎到神經質程度的人，往往會消磨掉心臟的能量。經常與人接觸的人，總是得處處細心、周到，所以心臟就會感到疲累。當過度疲勞而呼吸變淺的時候，就是血液循環變差、心氣虧虛的證據。

☑非年齡因素的健忘者

一些小事總想不起來，又或是經常忘東忘西等非年齡因素的健忘者，或許是因為心臟出了問題。記憶源自於大腦的作用，但控制大腦活動的則是心臟。心臟的作用若是下降，掌管記憶的大腦作用也會隨之下降（另外，腎虛弱也是導致失智症的原因）。

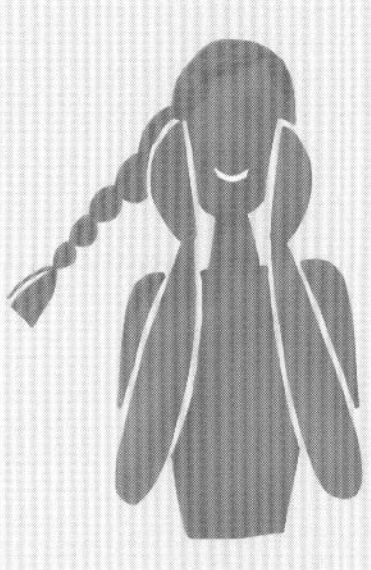

☑ 淺眠、經常做夢的人

心氣虧虛的人會經常作夢。就會導致明明十分疲憊卻無法熟睡，或是無法靠睡眠消除疲勞的辛苦狀態。原因是壓力或過勞所引起的心臟疲累，甚至是氣血不足，導致掌管精神活動的心臟無法穩定發揮作用。就會產生情緒不穩定或對睡眠造成負面影響。

☑ 多汗或幾乎不流汗的人

明明身材並沒有很胖，偏偏老是滿頭大汗的人，很有可能是心臟功能出現問題。反之，幾乎完全不流汗的人，同樣也有心臟作用失衡的疑慮。夏天炎熱的時候或運動後、入浴後等應該流汗的時刻，能夠適當排出汗水，才是最理想的狀態。

心氣虧虛

☑ 容易罹患口內炎

陽氣旺盛的心臟如果無法正常運作，心火就會在體內積聚。積聚的心火會從身體裡面向上燃燒，就會引起名為口內炎的炎症。

☑ 胸口鬱悶、不痛快

心火積聚的狀態也會對精神造成負面影響。不是感到胸口鬱悶、情緒變得焦躁難耐，就是不管做什麼，都覺得心情不痛快。

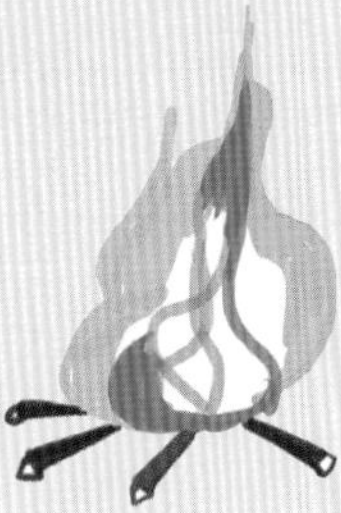

血液循環變差，臉色失去光澤

心臟掌管血液的流動，因此，心臟的狀態會直接反映在臉色光澤上面。心臟如果正常，就會呈現出氣色紅潤的臉色。如果心氣虧虛，血液循環就會變差，臉色就會變得蒼白、毫無光澤。

強烈倦怠感，很難消除疲勞

如果因為流汗過多或水分不足等某些理由而導致血液循環變差，就會加重心臟的負擔，引起心火過熱。其狀態就會以疲勞或倦怠感的形式顯現。

不善對抗夏暑，身體容易失衡

以季節來說，心臟對應的季節是夏季，但是，如果心氣虧虛，心火就會在身體內部積聚，自然就無法對抗外來的酷暑，就會引起焦慮或精神方面的不適，甚至導致身體出問題。

從心悸、呼吸短促、暈眩到心律不整

透過血管把血液運送到全身的心臟一旦虛弱，就會引起心血管方面的問題。脈搏、心跳、呼吸等會發生異常，有時也會出現心悸、呼吸短促、暈眩、心律不整、動脈硬化等症狀。

情緒不穩定，也會陷入失眠

心臟也會控制情緒和意識。除了壓力或過勞之外，如果因為夏季的酷暑等因素而導致心臟疲勞，精神方面也會產生紊亂，就會引起情緒不穩或是失眠。

臉紅、嚴重熱潮紅

心臟屬於五行中的「火」，特徵就是容易發熱。由於熱具有向上燃燒的性質，因此，熱會積聚在臉部，讓臉色變紅。夏季也必須特別注意熱潮紅。

舌頭前端變紅

由於舌頭和心臟相連，所以舌頭是能夠確認心臟狀態的絕佳確認點。因為壓力或疲勞等某些原因而導致心氣虧虛、心火積聚時，舌頭前端會呈現鮮紅狀態。

口齒不清，無法清晰說話

發生非常令人震驚的事情時，心臟也會遭受損傷。結果，和心臟對應的舌頭的運動也會受到影響，就容易出現無法清晰說話的語言障礙。

也會發生味覺異常的情況

就跟語言障礙一樣，心臟功能下降會讓感受味覺的舌頭功能麻痺，進而引起味覺異常。也會出現分不清楚食材的香氣或味道、無法享受料理的症狀。

體內的心火不足，也會導致手腳冰冷

心臟需要比較多的能量，因此，如果氣、血等作為能量的材料不夠，就無法維持心火，就會導致手腳冰冷。這便是心火不足，導致夏季虛冷的主要原因。

尿液變紅！

心臟和六腑的小腸相連。小腸會加以區分飲食物，把身體不需要的物質輸送至膀胱或大腸，但是，當心臟狀態不佳時，小腸也會受到影響，就會導致尿液顏色變深、變紅。

高血壓或心肌梗塞等心血管系統需多加注意

掌管血液循環的心臟若變得虛弱，心臟本身的血液循環就會變差，使心血管系統出現問題。就可能引發高血壓、心肌梗塞或腦梗塞，或是精神疾病等各式各樣的疾病。

心的養護

統籌五臟的心臟在身體中的作用非常重要。因此，促進血液的良好循環、減少磨損心臟功能的壓力，或是避免體內蓄熱過多是非常重要的事情。尤其心臟的活動力會在夏季期間變得活躍，因此，必須巧妙控制體內的熱度、適度冷卻那些熱度。

可是，同時也必須注意避免因夏季的冷氣房而導致體內過冷。因為溫度過低會使血液循環變差，就會導致心氣虧虛。夏季也可以泡澡，讓自己適量排汗。

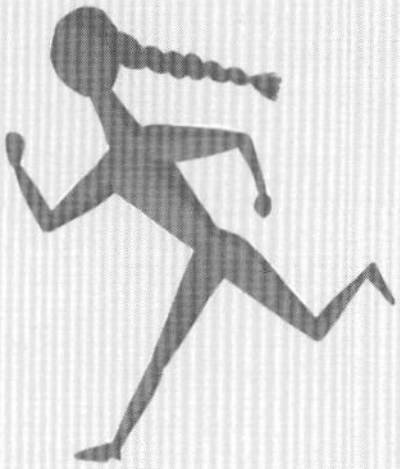

活動身體，適度釋放能量

如果要釋放體內過度積聚的熱度，就必須讓身體適度排汗。尤其正因為夏天十分炎熱，所以更不該一直窩在家裡，不活動身體。選個比較涼爽的時段，做些快走等簡單的運動吧！

巧妙轉換心情，好好放鬆

在人際關係上過度傷神也會耗損心氣。安排一個獨處的時間，或是在睡覺之前，遠離電腦或手機等，養成放鬆心靈的習慣吧！另外，感到焦慮的時候，就試著深呼吸或做個伸展操等，試著找出適合自己的心情轉換方法吧！

充足的睡眠時間

促進血液循環的最簡單方法就是睡眠。身體之所以充滿倦怠感，疲勞不容易消除，就是因為心臟疲累所致。血液循環也會變差。只要血液循環變好，氣的循環也會變順暢，結果，疲勞就會消失＝心臟的作用自然就會恢復正常。

心

脾

脾的作用

率先吸收所有的營養

就像植物綻放美麗的花朵，就必須有營養豐富的土壤，我們人類為了健康生存的重要根基就是脾臟。

脾臟和胃一起掌管消化吸收。負責從飲食物中抽取營養，將其製造成氣、血、水（津液）※1，然後再運送出去。這個時候，脾臟也具有把物質加以區分成需要和不需要，把需要的物質轉換成能量，不需要的物質排出體外的基本作用。然後，脾臟會把製造好的氣、血、水（津液）暫時搬運至肺臟，然後再運送至全身，※2而脾臟這種把氣、血、水（津液）往上運送的作用，同時也具有抵抗重力，把內臟收納於正確位置、不讓脂肪往下垂的力量。

脾臟同時也具有統一控制血液，預防血液洩漏到血脈之外的作用。※3

脾

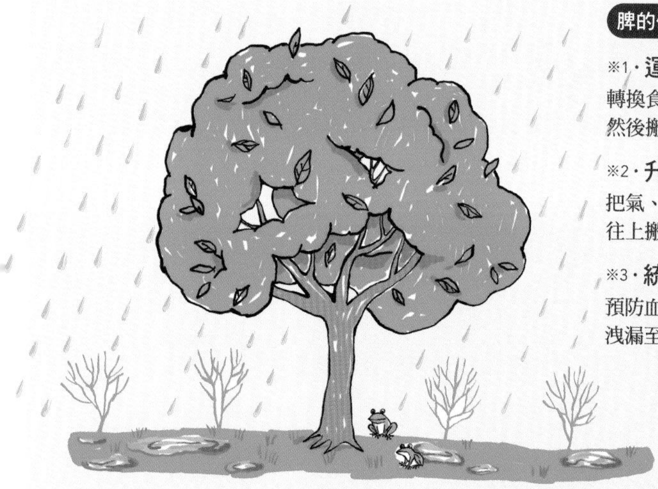

脾的作用／用語解說

※1・**運化作用**
轉換食物，
然後搬運

※2・**升清作用**
把氣、血、水（津液）
往上搬運

※3・**統血作用**
預防血液
洩漏至體外

脾的對應元素

季節

脾臟對應的季節是夏季至秋季之間的長夏。這段期間是包含梅雨在內的季節轉折點，而脾臟對氣溫和濕度的變化則比較敏感。另外，各季節剛開始的18天期間，也是氣候轉移的時節，這段期間也必須做好脾臟的養護。

時間

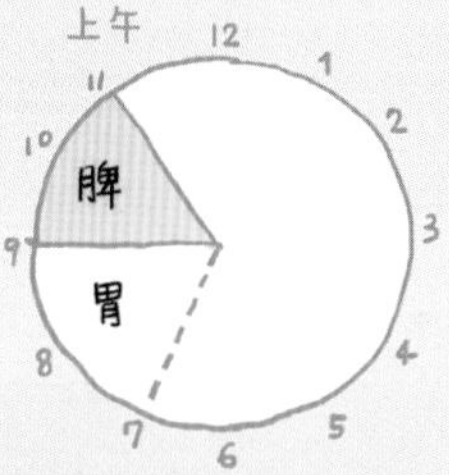

脾臟對應的時間是上午9點至11點。另外，和脾臟相互搭配作用的胃（六腑）的時間是上午7點到9點。因此，為了攝取每天身體所需的營養，最晚應該在上午9點之前吃完早餐。

五行

脾

症狀

過量的濕氣和熱氣都不利於脾臟，每到梅雨時期或季節轉換的時候，往往就會變倦怠、頭部沉重。另外，脾氣虧虛會降低消化吸收力、引起不正常出血所致的身體失調，美容方面則會出現臉部鬆弛或腹部周圍肥胖的症狀。

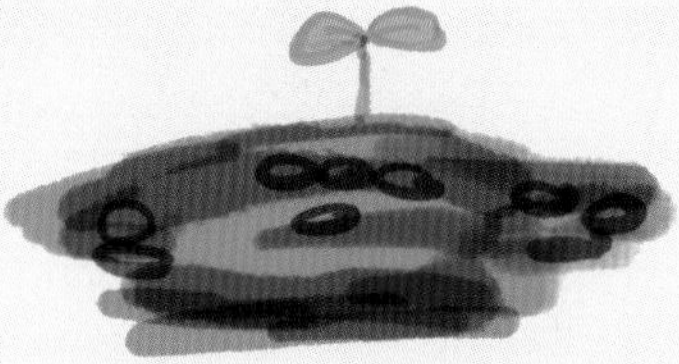

脾臟屬「土」。就如同養分豐富的土壤，能夠讓植物綻放出美麗花朵、結出肥碩的果實，同樣的，只要脾、胃健康，就能夠製造出更多作為身體能量的氣、血，然後將其運送到身體各處。

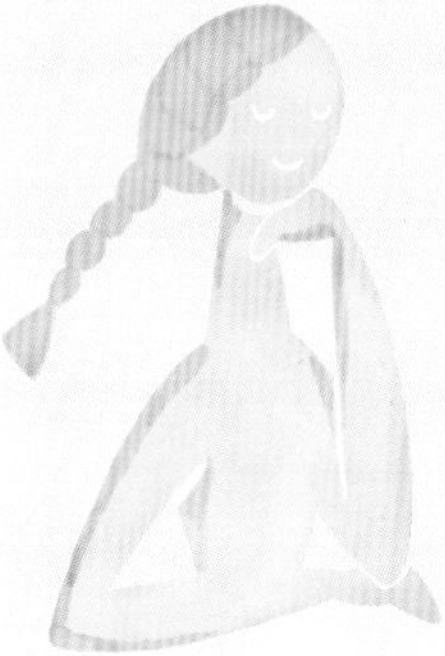

情緒

與脾臟相對應的情緒則是「思」，指的是思考的意思。然而，如果想太多不必要的事情，就會導致脾臟疲憊。另外，脾氣虧虛就會引起想太多的鑽牛角尖情緒。

「體液」

脾臟的液體是「口水（涎）」。脾臟正常運作時，口腔會分泌出口水，滋潤口腔內部、飲食的時候，食物也能更順暢滑進喉嚨，同時也能促進胃部的消化。脾氣虧虛的時候，不是口腔裡面非常乾枯，就是反而有大量的口水分泌。

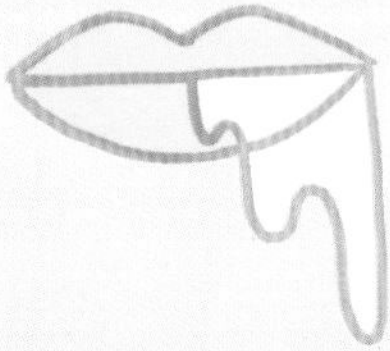

「開口部」

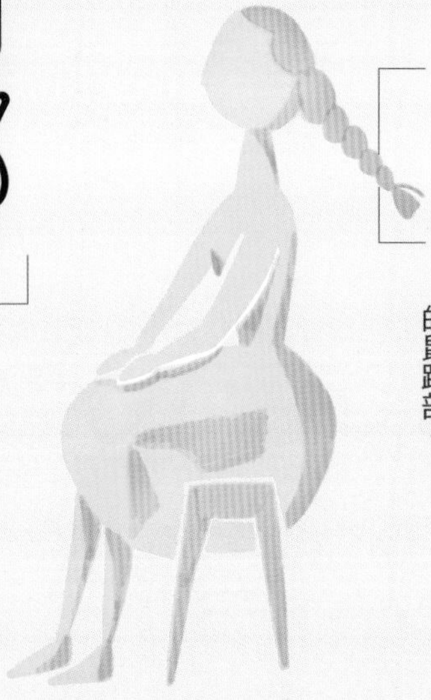

「五勞」

因為工作等因素而長時間久坐，或是持續以相同姿勢坐著看電視等，這種持續「久坐」的行為容易導致脾氣虧虛。因為長時間久坐，會讓老廢物質囤積堵塞在脾臟和經絡（參考140頁）相連的鼠蹊部。

脾

五色

脾臟屬於黃色。例如，當脾臟功能下降，或是發生功能障礙的時候，就會出現膚色偏黃的症狀表象。另一方面，番薯、玉米或是大豆等黃色食物，則具有療癒脾臟的效果。

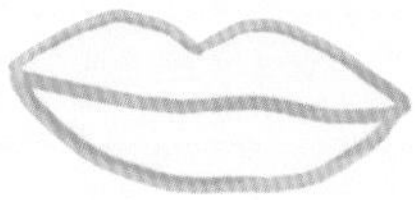

脾臟負責搬運透過食物所製造出的「精」，而與脾臟相連的則是「口」和「唇」。口是身體攝取外部營養的唯一部位。脾臟若是正常，就能感受到食物的美味，同時唇色也會帶有光澤。

五味

甜味具有促進脾臟功能的作用。因此，脾氣虧虛的時候會想吃甜的，不過，要注意非自然的甜味，同時也要避免攝取過量。如果平常老是攝取甜食，不光是脾臟，就連腎臟的作用都會變得虛弱。

五主

脾臟掌管肌肉。所謂的肌肉對應位於皮膚與筋膜之間的脂肪。

這種生活習慣的人要注意！

✓ 不吃早餐的人

脾、胃是製造氣、血的場所，胃的活躍時段是上午7點至9點，脾臟則是上午9點至11點。在這個時段裡，如果脾、胃裡面缺乏作為氣、血『根源』的飲食物，脾、胃就沒辦法製造氣、血。如果不吃早餐，不僅脾、胃會變得虛弱，無法製造出能量，整個身體的功能都會下降。

✓ 窩在辦公室從事思考型工作的人

事務類或工程師等必須長時間坐在辦公桌前的人，容易耗損脾臟的作用。嚴重「久坐」不僅會產生導致脾臟損傷的五勞，同時也會產生弱化脾臟功能的「過度思考」情緒，因此，就會對脾臟造成雙重打擊。另外，脾臟也跟脂肪增生有關，長期久坐也是導致腹圍變胖的主要原因。

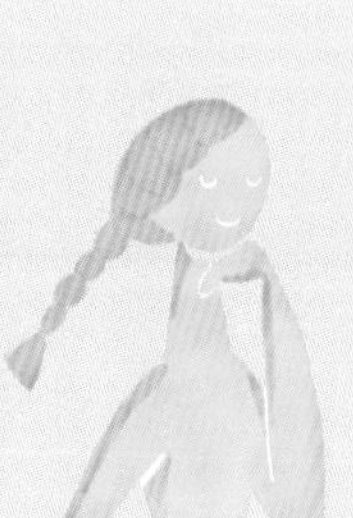

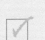

✓ 經血持續一周以上的人

一般來說，生理期大約一星期左右，而經過一個星期之後，仍然有持續性的經血或是出血量異常多的人，便是脾臟作用下降的信號。主要原因就是腎臟統一控制血液流動的力量下降的關係。順道一提，很多人每到梅雨時期就會出現月經方面的問題，這是因為脾臟不善於適應濕氣變化。

✓ 怎麼吃都吃不飽，又或是缺乏食慾

如果負責消化吸收的脾臟狀態不正常，食慾方面就會產生異常變化。通常不是因為怎麼吃都無法得到滿足而飲食過量，就是反而缺乏食慾，什麼都不想吃。另外，脾臟和攝取食物的「口」有著密切的關係。當脾氣虧虛時，就算是再怎麼愛吃的食物，還是無法有絲毫美味感受。

脾氣虧虛

每到季節轉換時期，身體就容易失衡

脾臟容易受濕氣或氣溫的影響。一旦脾氣虧虛，身體就無法快速適應季節的變化，就容易為感冒、暈眩、腹瀉或青春痘等各種身體不適所苦。

腹圍的贅肉下垂、圓滾滾

脾臟具有高舉抬起的力量，如果脾氣虧虛，腹部周圍的脂肪必定會失去彈性、下垂、鬆弛，腰圍也很容易囤積脂肪。

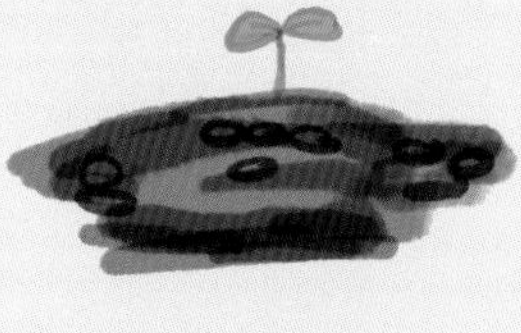

鬆弛、法令紋導致視覺年齡更老

脾臟功能下降不僅會導致腹部周圍的肌肉脂肪下垂。同時也會導致臉頰肌肉的下垂，甚至也會出現毛孔粗大等鬆弛問題。

容易流鼻血

脾氣虧虛的人容易流鼻血。因為脾臟統一控制血液流動的作用無法正常運作，導致血液洩漏到血管之外。除此之外，脾臟失衡也可能是導致血便、血尿等不正常出血的原因之一。

容易痔瘡

便祕或腹瀉等形成痔瘡的原因有好幾種，如果回溯到根本，原因就在於脾臟功能下降。水分代謝紊亂，就會導致消化系統發生問題，甚至使血液洩漏到體外，或是更容易形成痔瘡。

容易水腫

脾臟負責透過飲食物吸收水分，再經由肺臟，把水分運送到全身各處。如果脾氣虧虛，這個功能就會下降。來不及處理的水分就會囤積在身體裡面，形成水腫。

每到梅雨季節，身體就變成沉重、倦怠

梅雨或颱風等濕氣較重的時期，腦袋或身體之所以變得沉重，主要是因為脾臟怕濕氣，所以水分代謝就無法順利。有時會有關節疼痛或虛冷的症狀。

腹瀉、軟便、消化不良等消化系統問題

如果每天反覆消化吸收飲食物的脾臟無法正常運作，消化系統當然就會發生問題。就會出現腹瀉、軟便等排便不順暢，或是腹痛的問題。

嘴巴裡面黏黏的

脾臟的開口部是嘴巴。脾臟的作用如果下降，身體就無法順利代謝水分，所以口腔裡面就會產生黏性、苦味，有時也會有口臭。甚至也會引起噁心。

青春痘是脾氣虧虛所造成

每當季節進入長夏，濕氣和酷暑就會加劇。如果脾臟作用在這個時期下降，原本應該排出體外的水分和熱氣就會囤積在體內，就容易產生青春痘或面皰。

脾

缺乏衝勁和活力的無力狀態

負責消化吸收的脾、胃作用如果變遲鈍，透過飲食物製造出營養和能量的功能就會下降，身體就會呈現缺乏衝勁、沒有活力的無力狀態。

嘴周出現異常症狀

攝取食物的嘴巴和掌管消化吸收的脾、胃有著密切的關係，因此，如果脾、胃虛弱，就會出現嘴巴周圍長出膿皰，或是嘴角裂開等異常症狀。

嘴唇脫皮、唇色不佳

脾、胃的狀態也會顯現在嘴唇上面。當嘴唇變得嚴重粗糙、缺少血色，或是嘴唇經常脫皮的時候，也可能是脾、胃功能下降的症狀表現。

經常打嗝、放屁

腹部有氣體積聚，感到痛苦難受、經常放屁，也是脾臟功能下降的信號。另外，胃虛弱的時候，會出現打嗝、噁心等症狀。

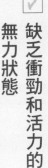

脾的養護

在五臟當中，脾、胃是最容易受飲食影響的場所。避開對脾臟造成傷害的食物是非常重要的關鍵。重新檢視壓力或過勞、睡眠不足等，對脾臟造成負擔的各種生活習慣吧！

另外，濕氣較重的長夏（梅雨）不適合瘦身。因為那個時期同時也是季節和身體的轉折期，如果瘦身的方式不正確，反而會引起脾臟狀態失衡，導致氣、血循環不良，反而變得容易發胖。因為水分代謝也會下降，所以不適合大量飲水的瘦身方式。

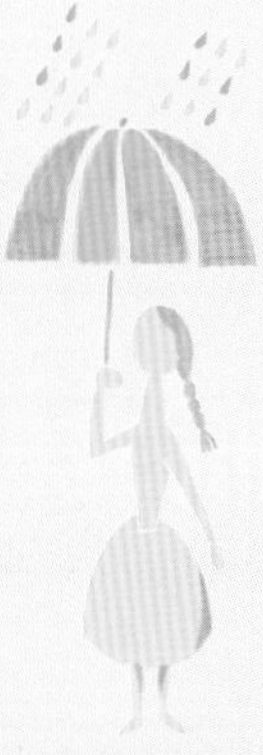

早餐一定要吃。最晚不要超過9點

比什麼都來得重要的是早餐。在脾、胃活躍的時段，用來製造能量和滋潤的飲食物如果不足，脾臟就無法正常運作。吃的時間也非常重要。至少在胃的活躍時間，也就是上午9點之前吃完早餐吧！

避免過量攝取冰冷、油膩食物和水分

削弱脾臟作用的最主要原因是攝取過多冰冷食物。即便是想吃冰冷食物的酷熱夏季，仍應該盡可能攝取常溫的飲食。另外，攝取太多油炸食物、甜食或口味較重的食物、水分，也會造成脾、胃的負擔。

也別忘了養護和脾臟聯手作用的胃

不光是長夏（梅雨），身體狀態也經常在其他季節轉換時節失衡的人，通常胃的狀態都不是太好。若要調理胃的狀態，就要攝取吸收良好的飲食，避免造成消化負擔。最推薦的飲食就是粥。

肺

肺的作用

透過重要的呼吸，讓氣循環

肺掌管對我們身體而言十分重要的「氣」。

首先，肺臟會經由呼吸，吐出老廢的濁氣，吸入新鮮的清氣，進行身體內部的氣體交換。這個時候，肺臟具有去除清氣內的異物，宛如過濾器般的效果。

吸進體內的清氣會透過脾臟搬運，然後隨著作為能量來源的精，被搬運到所有臟腑或器官，輔助各自的功能，同時再進一步被運送至氣管和皮膚，提高滋潤和屏障功能。

另外，肺臟也具有活動體內水分的作用。身體裡面的水分會透過水管般的管子在身體裡面循環繞行，再透過體液循環的作用，把多餘的水分製成汗水排出體外，或是把不需要的體液下放到腎臟等器官，藉此避免水管的流動出現滯留現象。

肺的作用／用語解說

※1・宣發、肅降作用
吐出老廢的濁氣，
吸入新鮮的精氣

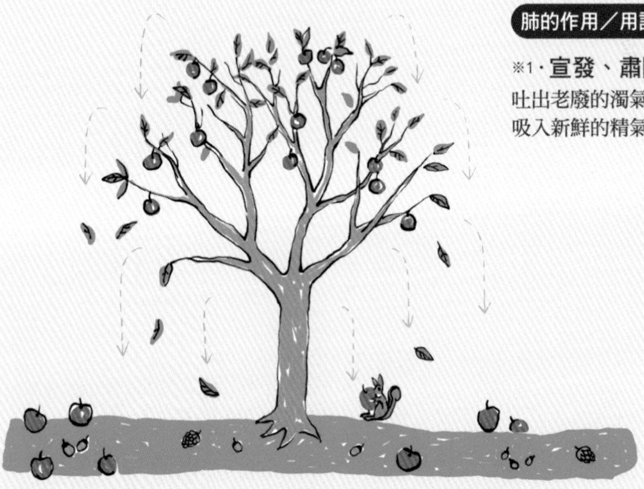

肺的對應元素

季節

肺臟的季節是立秋至11月。比起陽氣滿溢、植物蓬勃生長的夏季，秋季是果實豐收、大氣沉穩、樹葉枯黃的季節。因為空氣會變得乾燥，所以肺功能往往也會變得虛弱。

時間

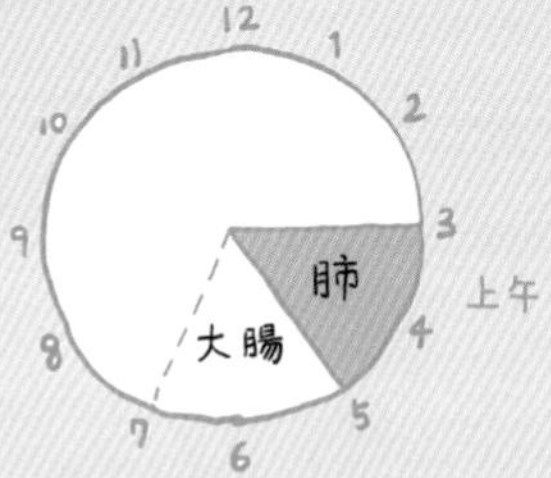

肺的對應時間是深夜上午3點至凌晨5點（大腸（六腑）的對應時間是凌晨5點至7點）。這個時間應該好好睡覺。睡覺期間容易囤積灰塵和濁氣，所以早上起床之後要先吸入大量的新鮮空氣。

五行

症狀

肺臟具有透過呼吸等方式，交換體內空氣的作用。肺氣虧虛容易引起咳嗽、哮喘和肺氣腫等呼吸系統的問題。甚至，肺臟會透過大腸（六腑）一起掌管免疫力，所以也是引起異位性皮膚炎或花粉症等的原因。另外，乾燥傷肺，所以也會引起肌膚或鼻子、喉嚨等的不適。

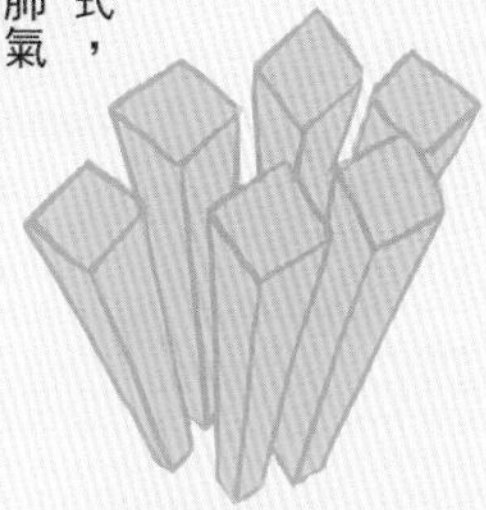

肺臟屬於「金」。金具有清肅（沒有半點雜質）、收斂（收縮）之氣。其作用就和肺臟透過正常的收縮與擴張，吸入沒有雜質的新鮮空氣相對應。

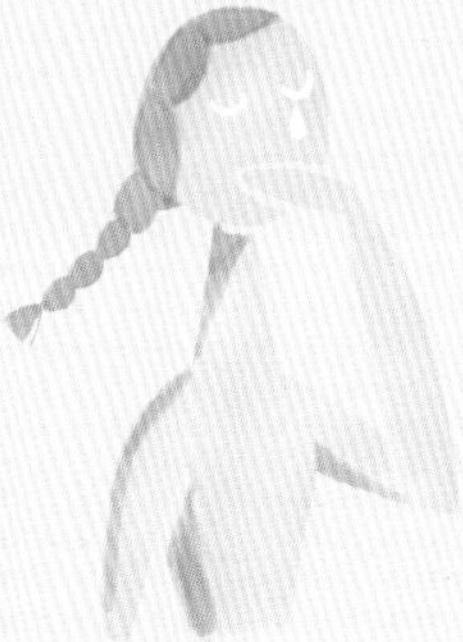

情緒

肺屬於「悲傷」、「憂鬱」的情緒。每到秋天，人之所以變得比較容易多愁善感，就是受到肺臟的影響。另外，過度悲傷或是憂鬱，也會導致肺功能下降。

「體液」

因為肺的開口部是「鼻」，所以肺的體液是鼻水。只要肺功能正常，就會分泌出適量的鼻水滋潤鼻腔，同時防止異物入侵。如果肺功能異常，不是會有過量的鼻水流出，堵住鼻腔，就是會因為過度乾燥而導致疼痛。

「開口部」

「五勞」

長時間睡眠、臥床不起等過度「久臥」的行為會導致肺功能下降，妨礙氣循環。另外，肺的作用如果變差，就會引起睡眠期間咳嗽、呼吸困難等呼吸系統的病症。

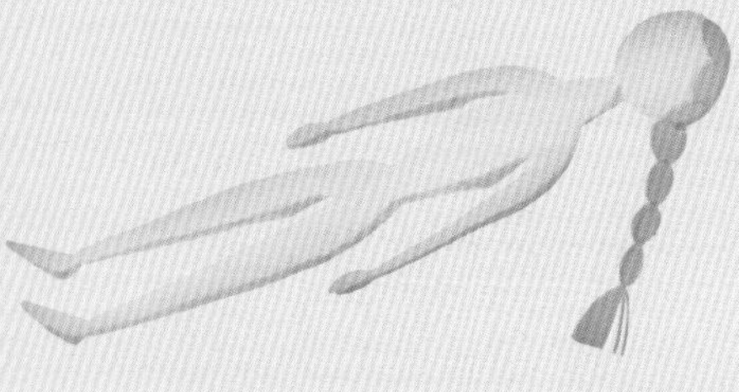

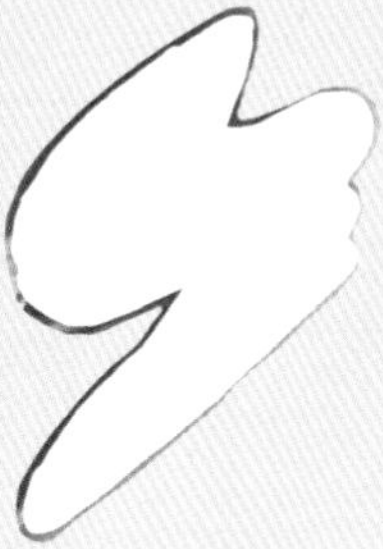

五色

肺屬於白色。肺功能虛弱的人肌膚會變得比較乾燥、粗糙，臉色會變得蒼白。另一方面，白色的食物具有滋潤肺臟的作用。建議多吃豆腐或蘿蔔、米、白腎豆、冬瓜等食物。

和肺有密切關聯的是「鼻子」。活躍於呼出老廢的濁氣，吸入新鮮的氧氣。

五主

肺臟掌管皮毛（對應皮膚和絨毛），只要肺臟的作用正常，皮膚就能維持滋潤。

五味

促進肺部作用的是辣味。辣味能促進氣、血循環的作用、發汗，甚至也能強化呼吸系統的功能。肺臟失調所導致的感冒，建議多吃點辣味蘿蔔。可是，攝取過量則會弱化肝臟。

這種生活習慣的人要注意！

☑ 秋冬期間容易罹患感冒的人

之所以容易罹患感冒，主要是因為免疫力下降，然而，肺部作用是影響免疫力的最大因素。肺氣虧虛會導致皮膚、黏膜失去防禦功能，細菌或病毒等就能輕易入侵體內。尤其容易在乾燥的秋冬季節罹患感冒的人，就可能有肺氣虧虛的問題。

☑ 想說的話說不出口、說話小聲的人

只要肺功能正常，呼吸就能正常，全身的氣也比較足夠，發聲也會比較有力。肺氣虧虛的人，無法正常呼吸，會引發咳嗽或積痰、喉嚨乾燥等問題，或是聲音沙啞、變小。聲音如果太小，就無法順利傳達意見，或許就會陷入無法表達想說的話的狀態。

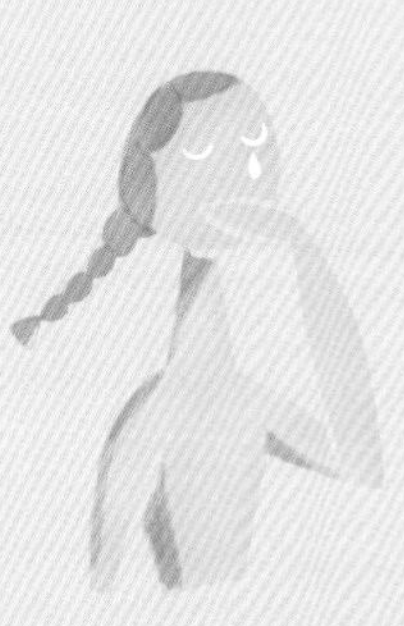

明明有保養肌膚，卻肌膚乾燥的人

負責管理肌膚狀態的是肺臟和大腸（六腑）。體液會隨著氣一起在皮膚上循環，使肌膚常保水嫩。如果肺功能下降，肌膚就會變得乾燥。就算塗抹昂貴的乳霜或美容液，在肺氣虧虛的狀態下，肌膚依然會持續乾燥，無法獲得滋潤。

鼻塞而用嘴巴呼吸的人

只要用鼻子呼吸，鼻毛就會成為過濾器，就能防止體外的髒污或細菌等侵入，但如果用嘴巴呼吸，就會直接吸入那些髒污或細菌。另外，濁氣會沾黏在牙齒上面，就容易導致蛀牙。乾燥的季節裡，如果因為鼻塞而改用嘴巴呼吸，就會引起肌膚乾燥或哮喘。

肺氣虧虛

咳嗽，嚴重時演變成哮喘

掌管呼吸的肺臟如果運作不正常，首先，呼吸器官會出現異常。會出現咳嗽不止的情況，嚴重的時候也可能演變成哮喘。尤其在季節轉換或乾燥的秋天，更要特別注意。

令人困擾的鼻水不止、鼻塞

肺臟透過鼻子替換濁氣和清氣。只要肺臟正常運作，就會有適量的鼻水滋潤鼻腔內部，但如果出現異常，不是鼻水的分泌量增多，就是反而產生鼻塞。

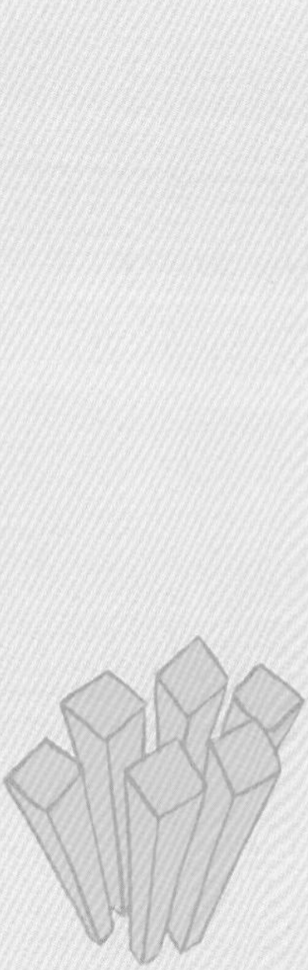

容易生痰

肺臟具有幫助體內的水流動的作用，肺氣虧虛的時候，體內的水就容易滯留、蓄積。如果蓄積的水腐敗成老廢物質，就會變成無用的痰，對身體造成負面影響。

容易搔癢、長青春痘

皮膚一旦乾燥，就無法對抗細菌等外來的敵人，就容易產生搔癢或青春痘。因為也與大腸（六腑）有關聯，所以也容易導致免疫力下降、肌膚問題。

手腳末端等部位感到冰冷

肺氣虧虛的時候，肺臟就無法順暢地置換濁氣和清氣，氣就無法運送至身體的各個角落。因此，氣、血就不能運送至手腳末端，就會導致手腳冰冷。

心情變得鬱悶、沮喪

肺臟和「悲傷」、「憂鬱」等情緒有著深厚的關係，所以容易憂鬱、缺乏活力、心情沮喪等狀態，或許是因為肺功能下降的關係。

☑ 乾燥導致容易便祕

有時便祕是因為脾、胃的消化吸收力下降，以及肺功能下降導致體內乾燥所致。體內如果滋潤不夠，糞便就會變得乾燥，自然就不容易排出。

☑ 背部發麻、發冷

感冒有各式各樣的症狀，而肺氣虧虛的感冒則會出現背部發麻、發冷的症狀。尤其是秋天至冬天期間，肺臟容易受外部空氣影響，懼怕寒氣，所以須多加注意。

☑ 喉嚨乾燥，偶爾伴隨疼痛

空氣乾燥的秋冬季節，呼吸系統較常出現問題。尤其是與外部空氣接觸的喉嚨更是敏感。如果乾燥情況嚴重，有時還會伴隨疼痛或發燒。

☑ 呼吸急促或容易疲勞

肺功能正常的時候，能夠做出大口呼吸或深層呼吸的動作，但是，肺氣虧虛的時候，就無法順序控制呼吸，容易產生呼吸急促或疲勞的狀態。

花粉症的原因是防禦功能下降

肺臟掌管的氣具有保護身體免於外敵入侵的防禦功能。可是，肺氣虧虛的時候，肺臟的作用就會下降。身體就容易遭花粉入侵。

肺氣虧虛導致的滋潤不足也會引起皮膚炎

肺功能一旦下降，身體就會失去滋潤效果，皮膚就會變得粗糙、乾燥，而皮膚的嚴重乾燥也會引起異位性皮膚炎。

嚴重肩膀僵硬

乍看之下，似乎和肺臟毫無關係。但是，肺氣虧虛之後，氣循環就會變差，因此，肺臟本身的血流也會變差，結果就會導致血液循環不良、伴隨疼痛的肩膀僵硬。

背部或上臂等上半部呈現軟綿浮腫

肺臟具有搬運水（津液）的作用。掌管氣的肺臟也會把脾、胃運送過來的水運送至全身，如果肺功能下降，水就會蓄積在上半身，變得軟綿浮腫。

肺的養護

感受到秋天氣息的時候，就重新檢視一下生活吧！這段時期應該好好養護夏季酷暑所造成的疲累身軀，同時應該比過去更早睡早起。深吸呼，緩慢、沉穩地過日子吧！

肺臟是需要滋潤的部位，卻又是非常容易接觸到外部空氣的器官。因為乾燥和冰冷會直接影響到肝臟，所以養護的重點就是避免受到外部空氣或外敵的侵害，同時盡可能避免乾燥。當然，外出返家後，透過勤勞漱口等方式來預防細菌或病毒，也是非常重要的事情。

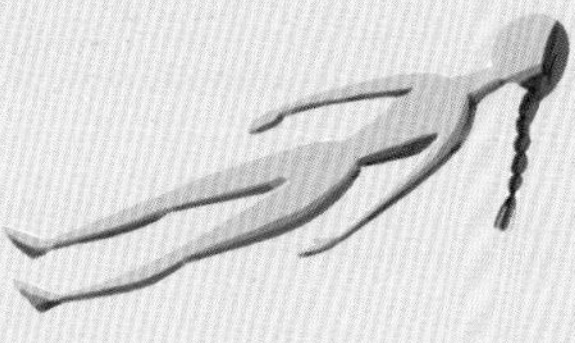

早上打開窗戶，讓空氣流通

睡眠期間，濁氣會滯留在體內，房內的空氣也會滯留，所以早上起床之後，馬上打開窗戶，讓空氣流通吧！只要養成每天的習慣，就能更敏感地察覺季節的轉換。

養成深呼吸的習慣，大量吸入清氣

從自然界吸入大量名為清氣的能量是非常重要的事情，所以養成深呼吸的習慣吧！呼吸較淺的人建議聞聞花的香氣。花的精氣能夠讓人自然地做出深呼吸。

保護肺臟不受外氣和外敵的入侵

進入秋天，空氣變得乾燥之後，為避免乾燥空氣傷害肺臟，勤勞地漱口、戴口罩、使用加濕器吧！至於香菸就另當別論了。

腎

貯存生命根源，生存所需之必要能量的場所

腎的作用

腎是貯藏「生命根源」的場所。所謂的生命根源是指，成長、發育、生殖等人類基本活動所必需的精氣（能量）。每個人都必須仰賴從父母身上繼承的精氣，以及每天透過飲食物的營養或水分補充的精氣，來維持生命活動。負責保存那些精氣的場所就是腎。※1

另外，腎臟也會進行全身的水分代謝。脾臟負責製造水（津液），然後將水運出，接著，肺臟負責讓水在體內循環，最後，在體內使用的水則會被搬運至腎臟。這個時候，腎臟會再次吸收能夠利用的水，並將不需要的水運送至膀胱，最後以尿液的形式排泄出體外。

另外，腎臟也具有把肺吸入的氣收納儲存在丹田（肚臍下方，氣聚集最多的位置，與健康有著極為深厚的關聯）的作用。[※2] 藉此就能讓五臟正常運作。

甚至，腎臟也具有溫暖身體和臟腑的作用。[※3]

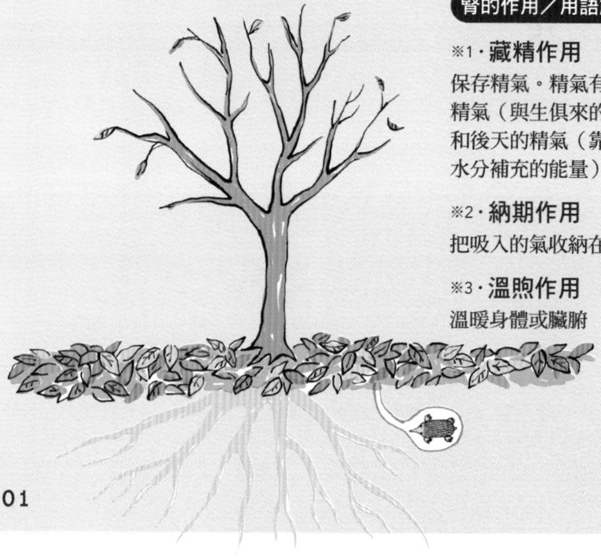

腎的作用／用語解說

※1・**藏精作用**

保存精氣。精氣有先天的精氣（與生俱來的能量）和後天的精氣（靠營養或水分補充的能量）

※2・**納期作用**

把吸入的氣收納在丹田

※3・**溫煦作用**

溫暖身體或臟腑

腎的對應元素

季節

腎臟與萬物貯藏能量的「冬天」相對應。在這個季節養護腎臟，貯藏更多生命根源，為下個春天做好準備，是非常重要的事情。另外，冬天也是腎臟為了貯藏而負擔較為沉重的季節。

五行

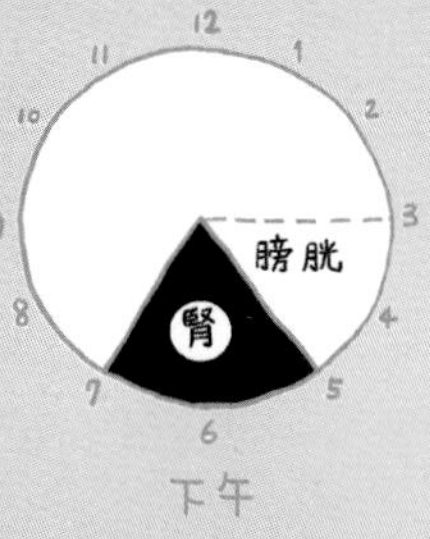

時間

腎臟的對應時間是下午5點至晚上7點（膀胱（六腑）的對應時間是下午3點至5點）。這是腎臟復原的最佳時段。其實努力的有效時段也是有限的，所以不要太過逞強。

症狀

腎氣虧虛時，成長或生殖等生命活動會出現障礙。由於水分代謝也會變差，所以會出現水腫、虛冷、臉色暗沉等症狀，甚至也會引起老化或智力下降，導致失智症。另外，如果幼童的腎臟功能太虛弱，也會出現發展障礙等傾向。

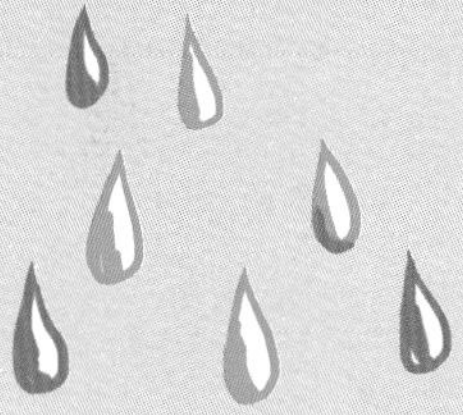

腎臟和「水」相對應。具有滋潤、由上往下流動的性質。腎臟同時也掌管水（津液），負責調節全身的水分代謝。

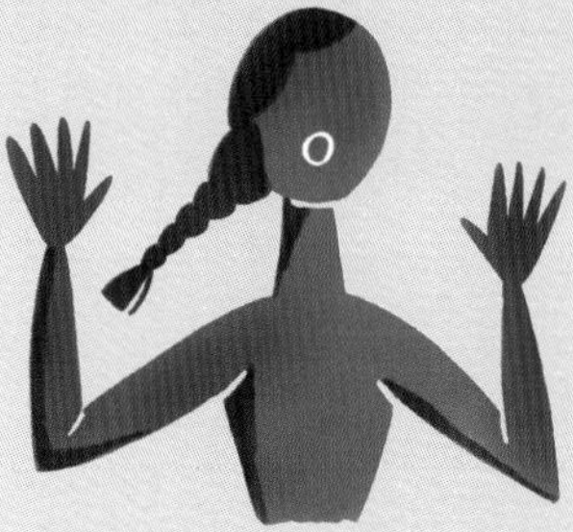

情緒

腎臟對應的情緒是「驚」、「恐」。對任何事情都抱持著過度驚嚇或不安的狀態，就是腎功能虛弱。相反的，如果腎臟虛弱的問題反映到情緒上面，有時也會引起無法順暢吸氣、過度呼吸等症狀。

「體液」

和腎臟有密切關係的是唾液。腎臟和牙齒相對應，從牙齒生長處湧出的液體稱為唾液，如果腎氣虧虛，就會分泌出過量的唾液（順道一提，這裡的唾液和口水（脾臟的體液）是不同的）。

「開口部」

「五勞」

長時間久坐會損礙脾臟作用，相對之下，對腎臟造成不良影響的行動則是「久站」。對於從事服務業等長時間久站工作的人來說，定期伸展、休息是非常重要的事情。

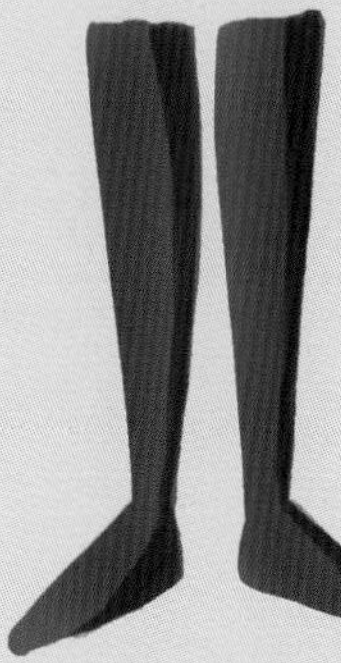

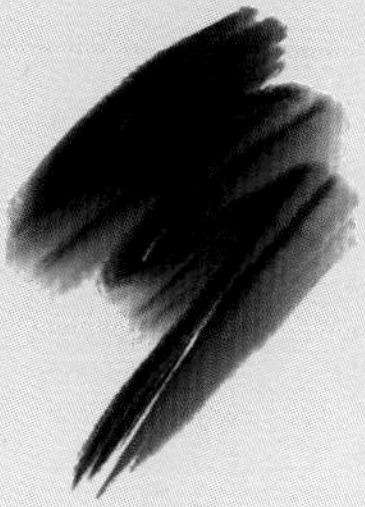

五色

腎臟屬於黑色。腎功能看起來偏低或是腎氣虧虛的人，臉色比較暗沉、膚色變黑。另一方面，有助於腎臟作用的是黑色的食材。黑芝麻、黑豆、羊棲菜、海苔等都是黑色食材。

腎臟的作用和耳朵、牙齒的狀態相關聯。腎氣虧虛時，會出現重聽、牙齒脆弱等影響。高齡所導致的身體劣化，也與腎臟有極大的關係。

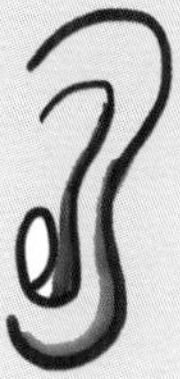

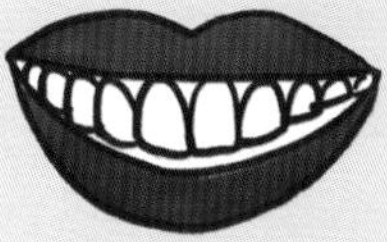

五主

腎臟掌管骨髓。因此，腎臟狀態也會對失智症等疾病造成影響。

五味

鹹味（醬油鹹）具有促進腎功能的作用。腎氣虧虛的時候，會想吃點鹹的，但要注意避免攝取過量。順道一提，鹹味是含有礦物質的鹽分，例如魚貝類、海藻等，也算是鹹味。

這種生活習慣的人要注意！

✓常喝冷飲，冬天也穿著單薄的人

老是喝冰涼冷飲或喜歡穿著單薄的人，常會在不自覺之間，讓身體產生虛冷感受。那樣的生活和飲食習慣，容易導致腎臟疲勞、弱化腎臟。一旦腎氣虧虛，腎臟溫暖身體和臟器的作用就會喪失，就會陷入手腳冰冷的狀態。

✓容易絆倒、摔倒的人

稍微碰到一點段差就被輕易絆倒，或是動不動就摔倒的人，或許是因為腎氣虧虛的關係。腎臟的作用如果下降，腰腿就會變得虛弱，下半身就使不上力氣。另外，腎臟掌管養護腦部所需要的「髓」，因此，也會導致動作遲鈍、反應遲緩的狀態，這部分也與老化有關。

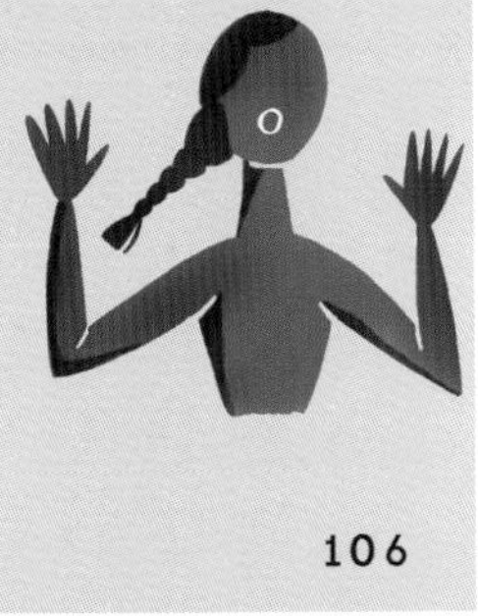

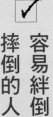

✓ 有月經障礙或不容易懷孕的人

用盡任何辦法，就是遲遲無法懷孕。每個月的月經也總會有些狀況，甚至已經習以為常。腎臟功能下降恐怕是最大的主因之一。因為無法貯藏精氣（生命根源），所以受孕能力就會不足。腎氣虧虛不僅會造成懷孕困難，同時也會引起子宮或卵巢的某些疾病。

✓ 缺乏幹勁、做不出成果的人

人會隨著腎臟作用的旺盛而成長。只要腎臟充滿生命根源，人就會產生幹勁，就會變得更加活躍。然而，如果腎臟功能下降，人就會缺乏幹勁，情緒變得焦躁不安，就無法採取行動。

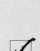

腎氣虧虛

✓ 夜半不斷跑廁所……。為頻尿所苦

腎臟是負責製造尿液、掌管水分代謝的臟器，所以腎臟衰弱與頻尿、腹瀉直接相關。尤其是流汗較少的冬天，更有尿液蓄積在膀胱（六腑）裡面的傾向。

✓ 為腰痠、腰痛所苦

腰痛有血液循環不良等各式各樣的原因，而腎氣虧虛也會引起腰痛問題。腎臟功能若是下降，就會出現腰痛、腰痠、腰部沉重等症狀。

☑ 身體沉重、水腫

負責水分排泄作用的腎臟，如果發生問題，就無法處理體內的水分，水分就會在體內囤積，導致身體變得沉重，或是出現水腫症狀。

☑ 腳部浮腫、下半身冰冷

水具有往下流動的性質，如果水分代謝不正常，水分就會囤積在下半身。另外，囤積的水分變冷後，身體也會變得冰冷，因此，下半身就會變得冰冷。

☑ 膚色變黑、暗沉

平日對美白等肌膚保養總是不遺餘力，肌膚卻偏黑、暗沉，這種人很有可能是腎功能下降。如果還有容易疲勞、虛冷問題，那種傾向就更強烈了吧！

☑ 耳鳴或暈眩

腎臟的開口部是耳朵，所以腎臟的狀態也會反映在耳朵。正常來說，耳朵能夠明確分辨出物體的聲響或聲音，但如果腎氣虧虛，就會引起耳鳴、重聽或暈眩。

不孕問題也可能源自男性

腎功能下降所導致的不孕並不僅止於女性，男性也會受到影響。腎氣虧虛、缺少生命根源，就會導致精子量過少或是精子活動量偏低。

骨骼或牙齒變脆弱

肝臟掌管筋膜、脾臟掌管肌肉，腎臟則是掌管骨骼和骨髓（參考41頁）。腎氣虧虛會出現骨骼脆弱或駝背等症狀，甚至，牙齒也會變脆弱、搖晃。

導致髮質粗糙、稀髮、白髮

腎臟的狀態也會反映在頭髮上面。只要腎臟正常，頭髮就會維持烏黑、亮澤、茂密，但如過腎氣虧虛，就會因發育不足而出現髮質粗糙、稀髮或白髮、掉髮等症狀。

月經失調

腎臟掌管生命或生殖等生命活動，同時也與荷爾蒙分泌有關。一旦腎氣虧虛，荷爾蒙的分泌量就會減少，導致荷爾蒙失調，因此，月經週期也會跟著紊亂。

尿液或糞便異常是腎功能下降的信號

腎臟與二陰（尿液和糞便的排泄口）有十分密切的關係，一旦腎氣虧虛，排泄就無法順暢。便祕或漏尿等問題，也是腎作用下降的信號。

變得容易神經兮兮、膽怯

腎臟具有左右「驚」、「恐」情緒的性質，因此，腎臟虛弱的人往往會變得膽怯。不管對什麼事總是神經兮兮，無法冷靜，抗壓性也偏低。

女性在7倍數年齡的過渡期特別辛苦

在東洋醫學中，女性在七倍數（…35歲、42歲、49歲…）、男性在8倍數年齡時，身體會出現變化，而在這個轉換時期，身體特別容易引發疾病。

導致頭痛或失智症

腎臟有時也會影響腦部。腎臟掌管養護腦部所需要的骨髓，如果腎氣虧虛，髓液就會不足，因此，就會導致頭痛、健忘，嚴重的話，甚至也可能是導致失智症的原因。

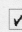

腎的養護

如果要健康地維持腎臟功能，首先，必須減少腎臟的負擔。尤其是腎臟作用比較衰弱的冬天，身心靈雙方都不可以太過逞強。因為這個季節容易耗損能量，另外，睡眠不足也會消耗生命根源，所以應該避免囤積疲勞，注意多多休息。這是冬天養生的基本。另外，飲食也非常重要。詳細將會在ＰＡＲＴ２進一步介紹，另外，多吃點黑豆或黑芝麻等容易進入腎臟經絡（東洋醫學中所謂的氣血通道）、促進腎臟作用的食材，進一步養生吧！

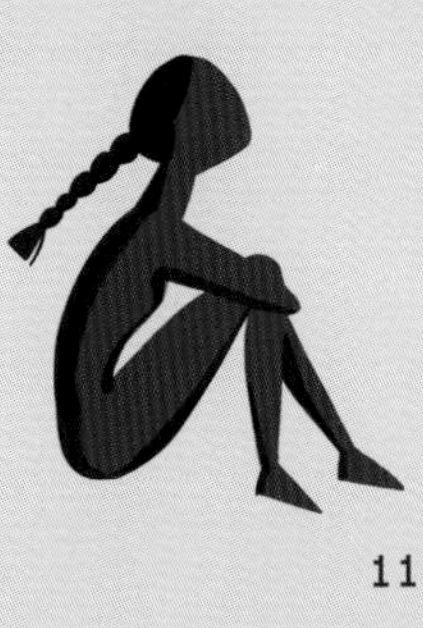

總之，注意保暖，多曬太陽

冰冷是腎臟的大敵。冬天應該確實做好防寒對策，避免腰腿冰冷。食物也應該盡量避免讓身體冰冷的食材。另外，冬天的溫暖陽光也是養護腎臟的秘訣。

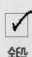

鍛鍊腰腿，就是鍛鍊腎臟

支撐腎臟的腰腿肌力若是衰退，腎臟的功能也會隨之下降。散步、多多使用樓梯、多多走路等，盡量做些鍛鍊腰腿的運動吧！這種方式對冬天經常滯留的血液循環對策也非常有效。

多多注意呵護腎臟的生活習慣

對於負責水分代謝的腎臟來說，水分的均衡調節是非常重要的事情。尤其在乾燥的冬天更該確實補充水分。另外，養成不憋尿、不囤積疲勞、好好睡覺等，避免導致腎臟虛弱的生活習慣吧！

養護五臟的食材

PART 2

食

透過每天的飲食養護五臟。本章節精選了與五臟相對應的絕佳食材。為您介紹促進基本作用的食材，以及能夠有效改善因五臟功能下降所引起之不適症狀的食材。同時也會介紹有效的藥膳食材。

對應
五臟和季節的飲食

五臟分別有相對應的絕佳食材。這些是以東洋醫學的概念為基礎，不同於一般營養學，更容易進入五臟和與其相連的經絡（參考１４０頁），能夠促進五臟作用的食材。

這個時候的重點是「旬」、「五味」、「五色」。

首先是「旬」。人的五臟會隨著季節的變遷而活動，所以那個時節所採收的當季食材，可說是五臟比較熟悉且容易接受的食材。

另外，五臟有相對應的「五味」。所謂的五味是指「酸」、「苦」、「甜」、

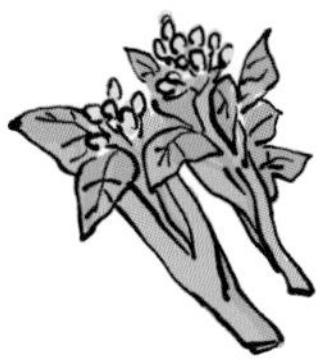

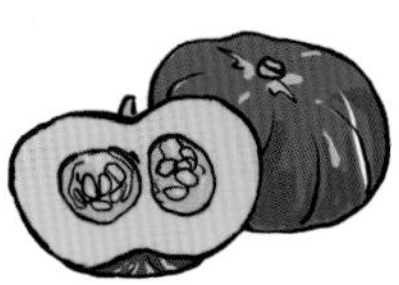

「辣」、「鹹」。酸味入肝、苦味入心、甜味入脾、辣味入肺、鹹味入腎，以五行說為基礎的東洋醫學認為這五種味道分別滋養五臟。

「五色」也分別對五臟具有效用。「青（綠）色」的食材養肝、「紅色」養心、「黃色」養脾、「白色」養肺、「黑色」養腎。

除此之外，本章節也會具體介紹有效的藥膳食材。那些食材全都是輔助五臟之力的強力夥伴。敬請務必參考。

不過，值得注意的是，儘管是推薦的食材，但還是不能一直吃。另外，食材也有熱性、溫性、平性、涼性、寒性的五性問題，如果在沒有考慮體質的情況下攝取過量，反而會造成五臟的負擔。不論是什麼，都應該均衡且豐富地攝取。

肝的養護食材

如果要強化肝功能，首先，最有效的做法就是攝取能夠消除氣滯並促進氣循環的食材。肝氣虧虛、氣循環變差的話，血液的流動就會停滯。若要預防這類問題，最好積極攝取「青（綠）色」食材。尤其是春天當季的綠色蔬菜，更能滋養肝臟。

梅干或檸檬等帶有「酸味」的食材會優先入肝。就能幫助肝臟消除氣的鬱積，同時幫助舒緩壓力。

另外，為了促進貯藏肝臟血液的作用，促進血液循環的食材也十分有效。

[養護肝臟的代表性食材]

改善氣滯，同時促進血流的食材

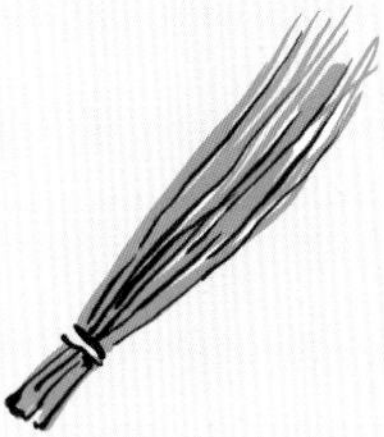

韭菜

不僅能提升肝功能、促進氣的流動，同時也具有促進血液循環的作用，有助於改善血液流動。恢復疲勞和滋養強壯也十分推薦。

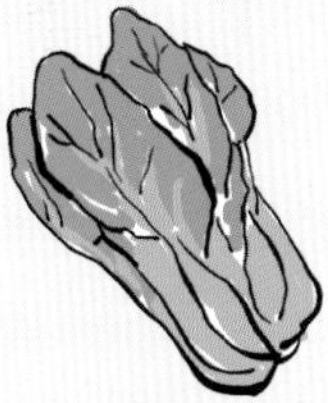

茼蒿

可強化肝功能，促進氣的循環。失眠或水分代謝不良時、口臭的改善等，也都十分有效。

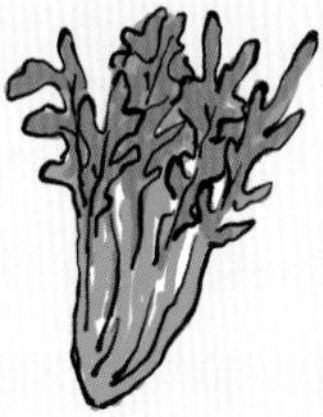

小白菜

使氣的循環更順暢，同時改善肝氣虧虛所引起的焦慮或沮喪等情緒問題。也具有輔助腸道的作用。

油菜

可幫助釋放滯留在體內的氣。也可以改善肝臟導致眼睛佈滿血絲，或是肝臟所引起的焦慮或暈眩問題。

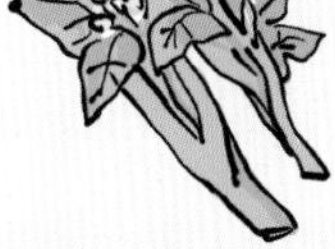

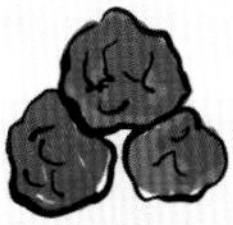

梅

可以讓血液變得更加清澈。具有預防老化、脂肪燃燒效果，甚至可望提高免疫力。

[養護肝臟的其他食材]

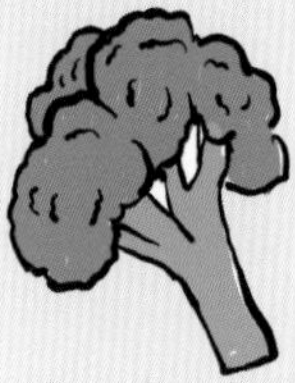

青花菜

- 高麗菜
- 青花菜
- 魁蒿
- 蕃茄
- 檸檬
- 鮪魚
- 花蜆
- 鮑魚
- 青椒
- 芹菜
- 胡蘿蔔
- 牛蒡
- 菠菜
- 李子
- 荔枝
- 枇杷
- 蝦
- 螃蟹
- 花枝

除了前面的代表性食材之外，高麗菜、青花菜、魁蒿等綠色蔬菜也十分推薦。高麗菜比起生食，加熱吃會更好。

蕃茄或檸檬等帶有酸味的食材，在肝氣虧虛的時候特別有效。

另外，鮪魚、花蜆或鮑魚等動物性食材具有補血的造血效果，可促進肝臟貯藏血液的作用。對於預防、改善貧血也十分有效。

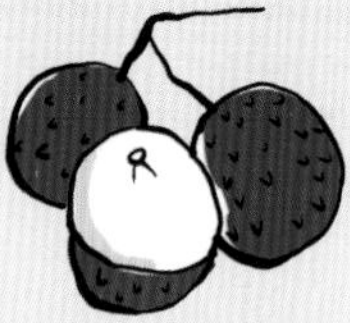

荔枝

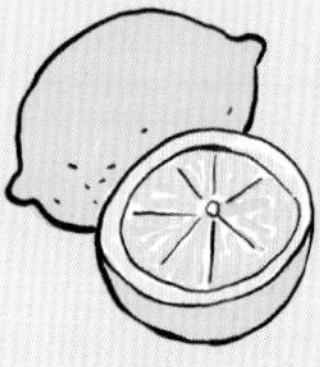

檸檬

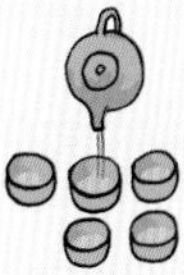

養護肝臟的藥膳食材

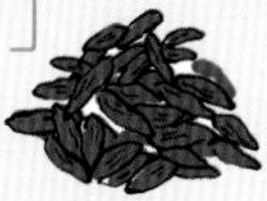

01 枸杞

補肝，同時預防脂肪囤積於肝臟。也能有效改善和肝臟相關的眼睛症狀。另外，也能預防荷爾蒙分泌過盛等老化問題。

02 菊花

對於肝氣虧虛所導致的眼睛疲勞、暈眩、熱潮紅、焦慮也有效果。可促進氣、血的流動，長年飲用還有抗老化的效果。

03 梅子

不光是作為食材，同時也十分推薦作為漢方成分。能促進唾液分泌，緩解喉嚨的乾渴，同時也能有效改善消化不良或慢性腸炎等問題。

養肝食材的注意事項

肝臟對應的五味是「酸味」，但是，如果酸味攝取過多，筋膜往往就會變硬，甚至也可能導致筋膜萎縮。肝臟的五行「木」會妨礙脾臟對應的「土」，因此，有時也會出現嘴唇往上掀等症狀。

肝 專欄

少吃刺激性的食物，減少肝臟的焦躁

肝臟的作用如果太過強烈（肝熱），就會使情緒變得焦躁，同時也會產生青春痘。這個時候，就減少辣味等刺激性的食物或熱性的食材吧！因為睡眠品質也有關係，所以睡前也應該避免攝取綠茶或咖啡等讓神經覺醒的飲品。

心的養護食材

心臟需要的食材必須讓血液循環全身，同時滋養心臟作為所有臟器之首的作用。由於心臟是擁有強烈陽氣的臟器，所以容易囤積心火，因此，也建議多攝取一些抑制多餘熱氣的食材。

最有效的是苦味的食材。苦味作用於心臟，可以釋放因為疲勞或壓力而導致上升的多餘熱氣，甚至也具有去除體內多餘水分和老廢物質的作用。

也能有效改善心氣虧虛所引起的心悸或呼吸急促、不安感、失眠。

[養護心臟的代表性食材]

去除心火的食材

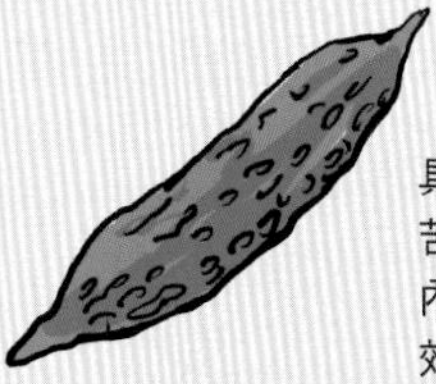

苦瓜

具有舒緩心火的作用。苦瓜的苦味對夏季的口內炎或熱潮紅也十分有效。

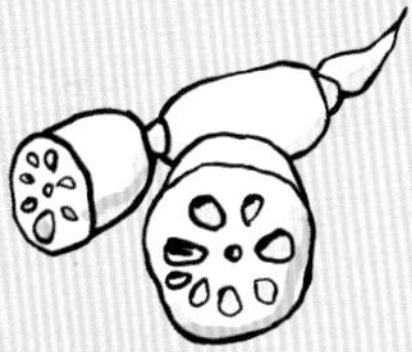

蓮藕

可冷卻心火的蔬菜。除了抑制身體的熱度、喉嚨的乾渴、潮熱之外，對腹瀉和貧血也有效。

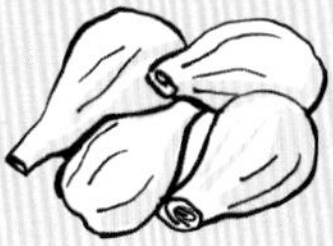

蕗蕎

改善氣滯所引起的上半身潮熱，同時也能促進血液流動，改善血液循環不良所導致的虛冷。

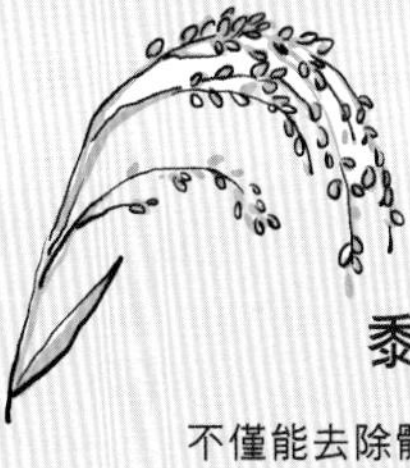

黍

不僅能去除體內的多餘熱氣，同時也能促進胃的作用，改善胃脹氣、打嗝等問題。

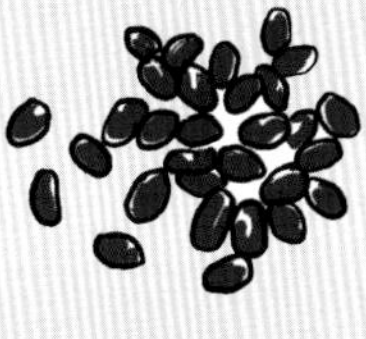

紅豆

建議攝取的紅色代表性食材。具有去除體內熱氣的清熱作用，另外也有利尿作用，因此，消除水腫時也十分推薦。

[養護心臟的其他食材]

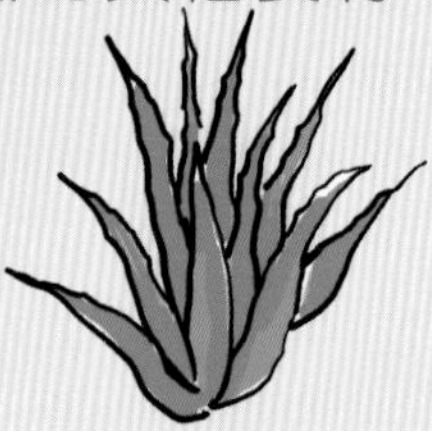

蘆薈

- 蘆薈
- 牛蒡
- 西瓜
- 甜瓜
- 小黃瓜
- 杏仁
- 椰子
- 牡蠣
- 動物的心臟
- 豆芽菜
- 冬瓜
- 白蘿蔔
- 乾瓢
- 茨菰
- 辣椒
- 百合根
- 蓮子
- 龍眼
- 海參

有些食材雖然不屬於紅色或帶有苦味，卻能有效作用於心臟。蘆薈和牛蒡可以有效去除心火，而夏季的西瓜、甜瓜或小黃瓜等，也是能夠鍛鍊心臟的食材。可是，這些同時也具有冷卻身體的效果，所以身體虛冷的人必須減少攝取。另外，杏仁或椰子也很適合心臟，牡蠣則有鎮靜精神的作用。另外，動物的心臟等也對心臟有效。

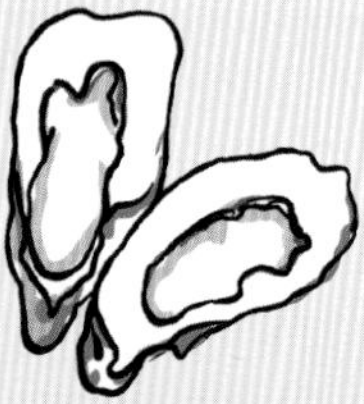

牡蠣

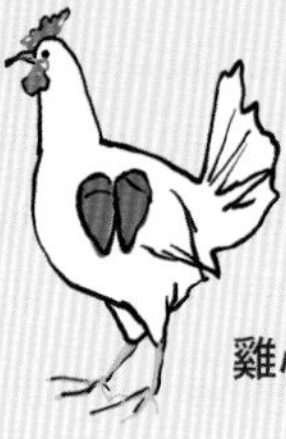

雞心

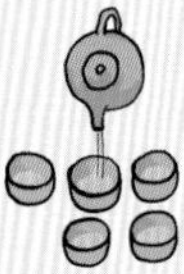

養護心臟的藥膳食材

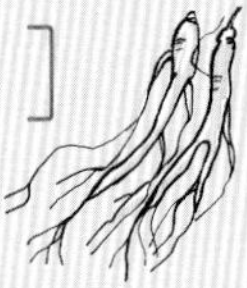

01 高麗人參

具有強心、強壯的作用，可改善心氣虧虛所導致的疲勞或體力下降。也有助於消化作用，同時改善虛冷。

02 靈芝

有助於掌管心靈活動的心臟作用，同時具有補心氣、增強記憶力、提升智慧等作用。也有抗發炎、利尿效果。

03 蒲公英

有效消除心火所引起的不適。也可舒緩心火聚積所導致的尿液顏色加深、尿量減少、排尿時伴隨疼痛等症狀。

養心食材的注意事項

心臟對應的五味是「苦味」，但是，如果苦味攝取過多，皮膚就會出現乾燥等症狀。這是因為對應心臟的五行「火」會妨礙到肺臟對應的「金」的作用，因此，就會帶給肺臟不好的影響。

心 專欄

心臟的健康就喝全能的紅茶

心氣虧虛的人建議飲用紅茶。綠茶或咖啡等飲品會對不同的體質，帶來好壞各不相同的影響，只有紅茶是全能的。不論體質好壞，紅茶都能為身體帶來放鬆效果和抗氧化作用。

脾的養護食材

建議多攝取促進脾臟功能，同時又能提高消化能力的食材。

首先是黃色食材。黃色食材能夠幫助脾臟透過飲食物製造氣、血、水（津液）等能量，然後將其運送至全身。另外，五味當中，作用於脾臟的味道是甜味。除了脾臟之外，同時也能一併調整胃的狀態，同時也具有補氣、血的作用。所謂的甜味並不是指砂糖，而是指食物所含的天然甜味。另外，因為脾臟害怕濕氣，所以也要注意攝取促進水分代謝的食材，以避免體內蓄積多餘水分。

[養護脾臟的代表性食材]

呵護脾胃、促進消化的食材

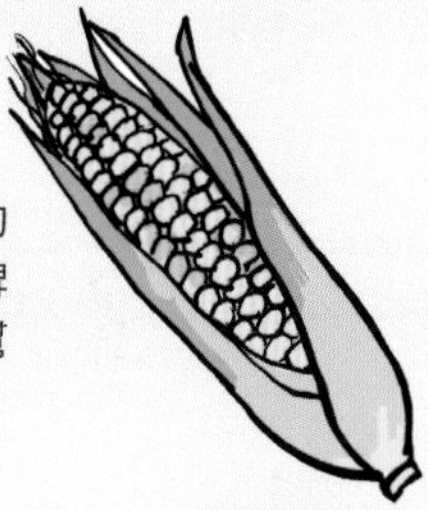

玉米

同時擁有黃色和甜味的食材。不僅能夠滋養脾臟、促進消化，也能幫助水分代謝。

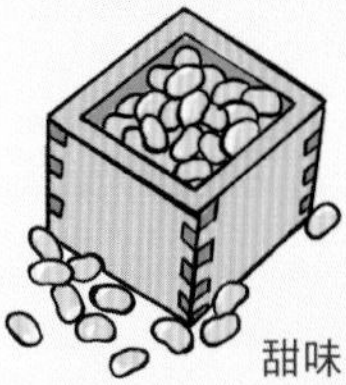

大豆

甜味的食材。能夠有效強健脾、胃和腸道，改善消化不良。對於去除體內多餘水分、消除水腫也非常有效。

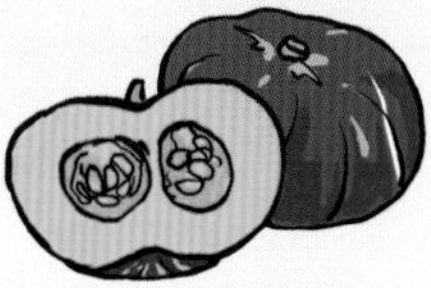

南瓜

能夠改善脾、胃的黃色&甜味的食材。具有促進血液循環的作用，同時也有溫暖身體、補氣的作用。

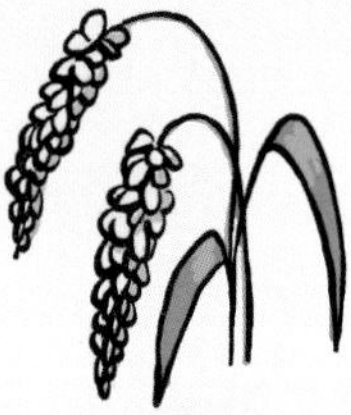

小米

可調整脾、胃的作用，改善消化不良。蛋白質和鐵質較多，缺乏食慾的時候，只要攝取少量，就能達到營養補給的效果。

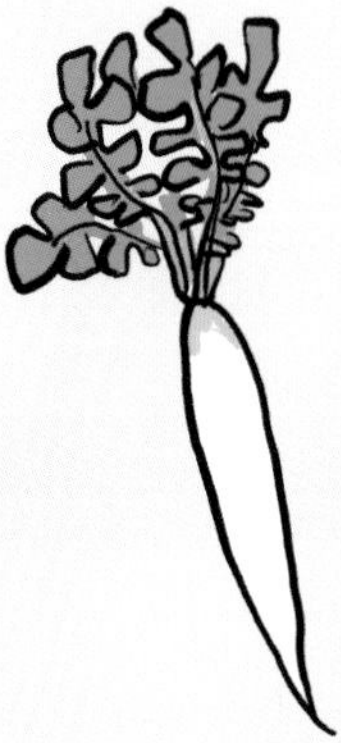

白蘿蔔

促進消化，同時讓氣循環變得更加良好。也可改善胃下垂、嘔吐、便秘。建議加熱食用，不要生吃。

〔　養護脾臟的其他食材　〕

豆類

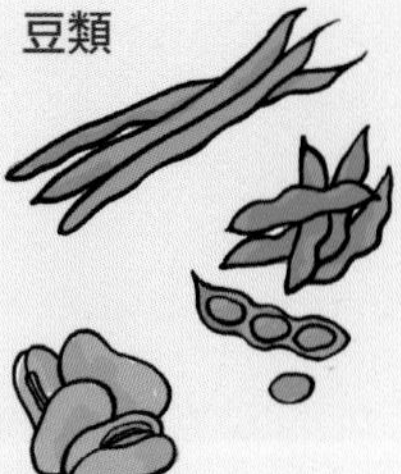

- 芝麻
- 菜豆
- 毛豆
- 豌豆
- 蠶豆
- 昆布
- 鰹魚
- 蘆筍
- 白菜
- 高麗菜（加熱）
- 落花生
- 小松菜
- 蕪菁
- 白花椰菜
- 紫萁
- 茄子
- 萵苣
- 竹筍
- 蒜頭

芝麻或豆類大多屬於甜味，具有強健脾、胃的作用，因此，建議平日經常攝取。白菜可強化脾臟的功能，高麗菜能改善胃的作用，提高消化能力。另外，昆布也十分推薦。可促進水的滯留，改善水腫。鰹魚具有補氣血、幫助消化吸收的作用，在容易脾氣虧虛的多濕季節裡，蘆筍也有預防喉嚨乾渴、夏日疲勞的效果。

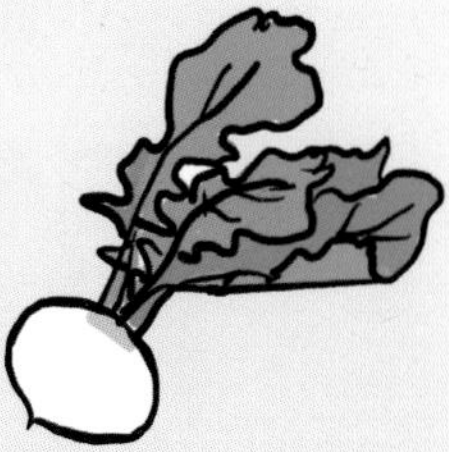

蕪菁

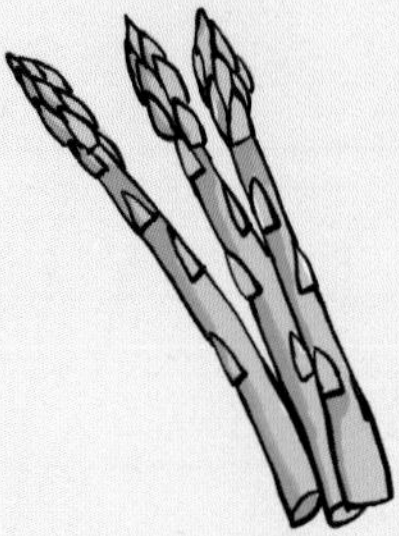

蘆筍

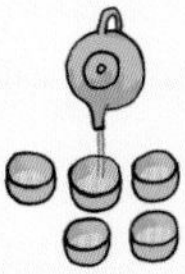

養護脾臟的藥膳食材

01 蓮花

彌補脾臟等消化器官的虧虛，同時抑制腹瀉。另外，也同時具有脂肪分解作用、利尿作用、穩定精神的作用。

02 薏仁

水分代謝效果極佳，因此，能夠有效改善水腫。除此之外，也能改善疣、青春痘或肌膚粗糙，達到美膚、美白效果。

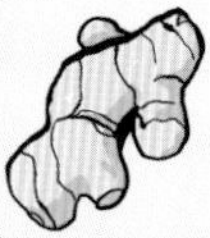

03 生薑

改善胃內宛如裝滿水似的胃內停水症狀。除了健康維持胃的作用之外，也能溫暖身體，改善腰痛或腹瀉等症狀。

養脾食材的注意事項

脾臟對應的五味是「甜味」，但是，如果甜味攝取過多，就會引起骨骼疼痛等身體關節疼痛的問題。脾臟的五行「土」對腎臟的「水」會造成不良影響，同時也容易導致毛髮脫落。

脾 專欄

在季節轉換時，喝粥滋養脾、胃

若要維護脾、胃的正常作用，可以多喝一點粥。身體不適的時候或季節轉換的時候，脾、胃往往會在不知不覺間變得虛弱。這個時候，提高消化吸收力的粥，就是用來調整脾、胃，緩解不適的關鍵。

肺的養護食材

若要維持肺臟的健康狀態，就要攝取滋補肺臟功能、滋潤肺臟，使肺臟免於乾燥侵害的食材。

首先，多多攝取豆腐、百合根、白蘿蔔等白色食材吧！這些食材可以療癒肺臟，避免肺氣虧虛而導致咳嗽、哮喘、便秘或肌膚乾燥。

另外，五味當中，作用於肺臟的是辣味。具有活化氣、血循環，同時釋放囤積在體內的熱氣或濕氣的作用。

只要肺臟作用維持良好，就能有效預防秋季的感冒。

養護肺臟的代表性食材

滋潤肺臟的食材

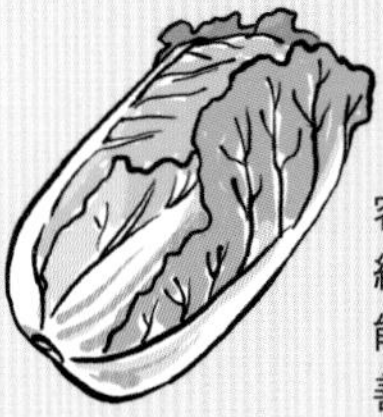

白菜

容易進入脾臟和肺臟的經絡（參考P.140）。能夠調整腸胃、有效改善便秘。也能有效改善喉嚨乾渴、咳嗽或積痰。

山芋

白色食材的一種。具有滋補肺臟的作用。也能改善肺臟乾燥、慢性咳嗽或哮喘。日本薯蕷、山藥也都包含在內。

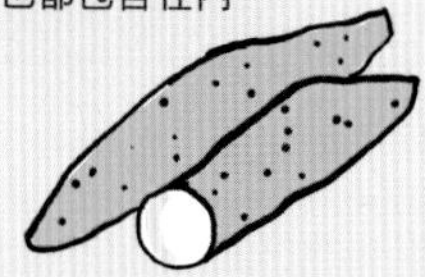

紫蘇

帶有辣味的食材，具有促進氣循環、治療感冒或咳嗽的作用。另外，也能提高肺臟的防禦功能，也可用來預防花粉症或過敏。

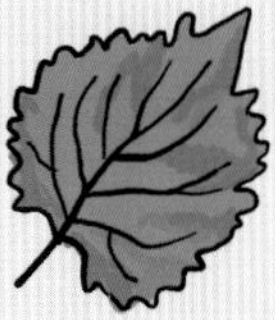

蘘荷

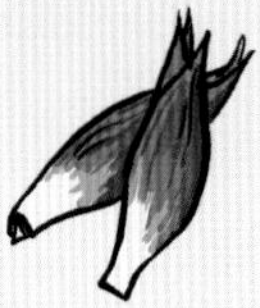

滋養肺臟，給予滋潤。能有效預防感冒。另外，也具有改善生理痛的作用。

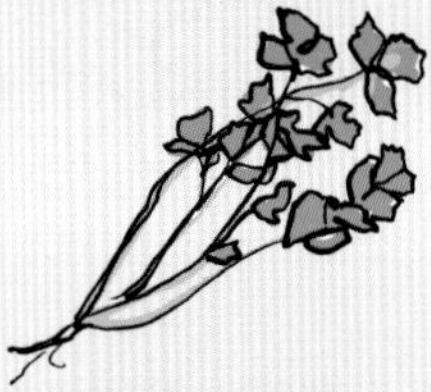

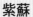

芫荽（香菜）

獨特的香氣具有促進氣、血循環、發汗的作用。甚至，也有強化呼吸系統的功能。

白木耳

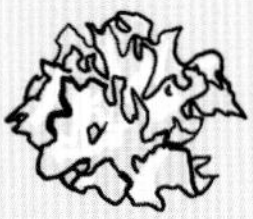

具有潤肺的作用。可以改善肺臟功能下降所引起的乾咳、喉嚨乾渴，也可以潤肺，預防肌膚乾燥。

養護肺臟的其他食材

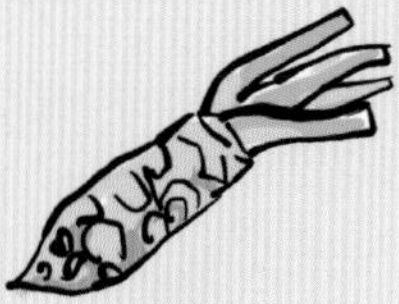

山葵

- 蒟蒻
- 桃子
- 無花果
- 柿子
- 梨
- 羅勒
- 蕗蕎
- 白腎豆
- 白果
- 山葵
- 蘆筍
- 牛蒡
- 洋蔥
- 冬瓜
- 石榴
- 黑糖

以五味來說，蒟蒻屬於辣味，具有潤肺作用。桃子或無花果等水果也非常適合肺臟。其中，柿子有潤肺、鎮咳、化痰的作用，梨子也可以保護肺臟免於乾燥，能夠有效改善肌膚的搔癢和喉嚨乾渴。以香氣為特徵的羅勒或蕗蕎也容易入肺，具有強化肺臟功能的效果。

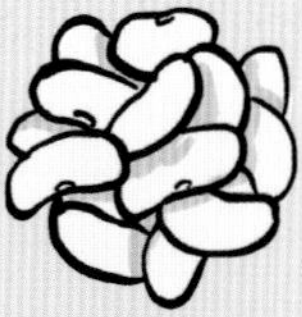

白腎豆

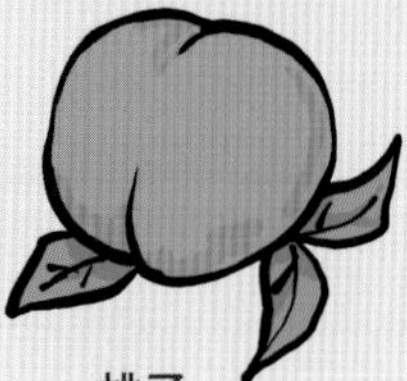

桃子

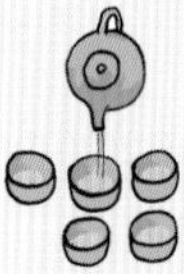

養護肺臟的藥膳食材

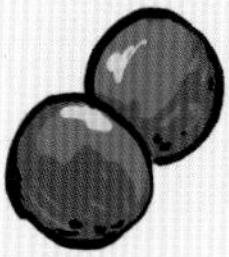

01 羅漢果

葫蘆科的植物，甜味非常強的果實。不僅能有效改善咳嗽，同時還有強烈的抗氧化作用，具有預防身體老化的作用。

02 雪梨

中國梨的一種，雪梨具有滋潤肺臟和呼吸系統的作用。同時也具有化痰、止咳的作用。

03 杏仁

因杏仁豆腐等料理而知名，同時又被作為藥膳使用的杏仁，自古就被作為生藥使用，具有潤腸、通便的效果。同時也是有益改善咳嗽、哮喘的成分。

養肺食材的注意事項

肺臟對應的五味是「辣味」，但是，如果辣味攝取過多，就會出現肌肉僵硬、指甲乾裂等症狀。這是因為肺臟的五行「金」會妨礙肝臟的「木」的作用，與肝臟相關的指甲就會受到影響。

肺 專欄

『生薑＋黑糖』速成感冒藥！

『黑糖生薑湯』是非常有效的感冒藥。只要直接把生薑磨成泥，再加入黑糖煎煮就完成了。生薑可以治療感冒，黑糖則有潤肺作用。生薑和黑糖是有效預防感冒和流感的知名組合。

腎的養護食材

腎臟負責貯藏精氣，而精氣是攸關成長、發育、生殖的生命根源，因此，如果希望擁有健康的生活，就要促進腎臟的作用，藉此讓腎臟貯藏更多、更優質的精氣。

首先，建議攝取的是黑色食材。黑色食材具有滋養腎臟、補血和滋潤的作用，同時也有助於改善腎氣虧虛所導致的身體不適。另外，在五味當中，作用於腎臟的是鹹味。鹽味指的是醬油鹹的味道，能夠輔助腎臟的作用。甚至，腎臟也具有尿液排泄等水分代謝與溫暖身體的作用，所以也要積極攝取輔助這些作用的食材。

[養護腎臟的代表性食材]

滋養優質精氣的食材

核桃

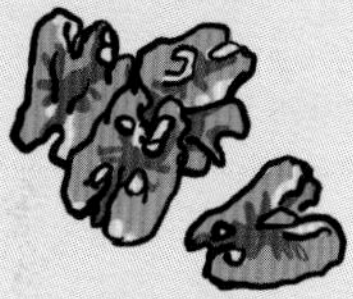

滋補腎臟、提高精力的鹹味食材。另外，腎臟也和智力有關，因此也具有強化腦部功能、抗老化的效果。

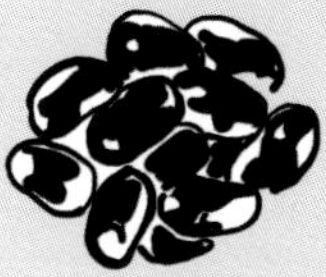

黑豆

可恢復疲勞、有效改善腎氣虧虛所導致的腰痛。甚至也可幫助水分代謝。滋養強壯的作用也很高。

昆布

鹹味食材的一種。不僅能促進腎臟作用，還能去除體內的多餘水分，同時有效消除水腫等問題。

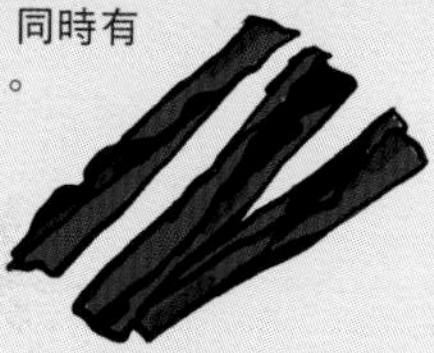

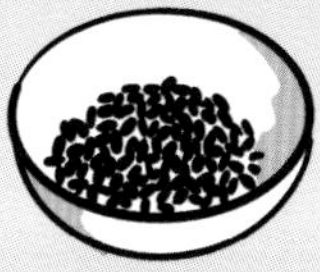

黑芝麻

可促進腎臟的作用。腎臟也和毛髮有關係，所以也能改善頭髮稀疏或白頭髮。另外，也能補血、消除耳鳴或暈眩。

栗

補腎、增加氣、血。也能有效改善能量不足所導致的容易疲勞、重聽、腰腿無力等的問題。

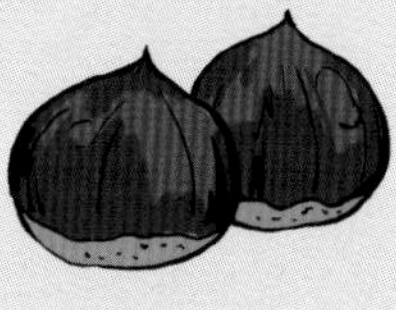

[養護腎臟的其他食材]

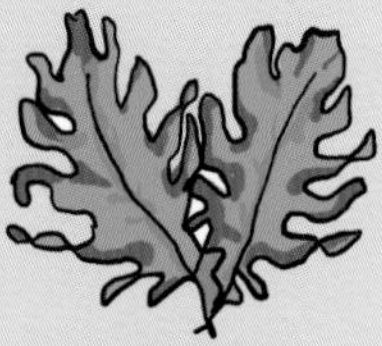

裙帶菜

- 裙帶菜
- 蝦子
- 帆立貝
- 白菜
- 玉米
- 牛肉
- 羊肉
- 牛、豬的腎臟
- 文蛤
- 鯊魚（魚翅）
- 木耳
- 地膚子
- 山藥
- 麻糬
- 米

和其他臟器相比，有利於腎臟的食材比較少。和昆布相同，裙帶菜也屬於鹹味，具有補腎作用。蝦子和帆立貝具有補腎益精的作用，白菜和玉米具有排出多餘水分，幫助腎臟的作用。肉類的話，建議攝取增加氣、血的牛肉和羊肉。另外，腎臟感到疲累的時候，牛或豬的腎臟可以有效改善。也可以改善腎氣虧虛所引起的腰痛或水腫。

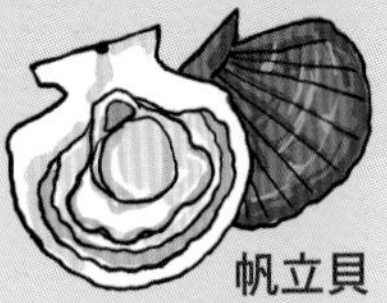

帆立貝

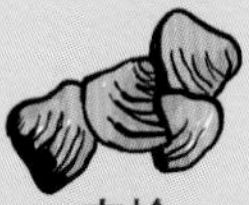

文蛤

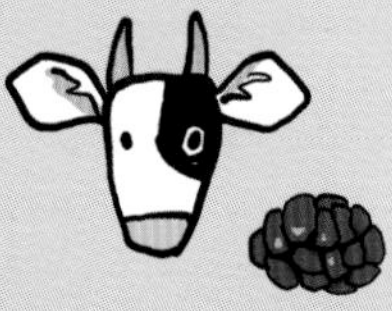

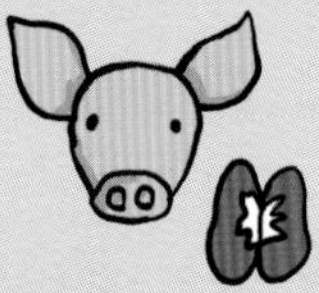

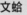

牛、豬的腎臟

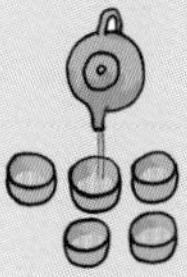

[養護腎臟的藥膳食材]

01 高麗人參

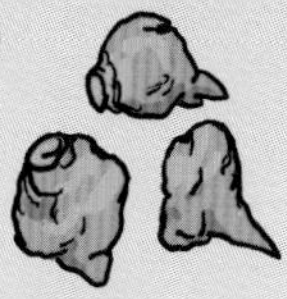

緩和腎功能下降，滋養精氣。對於疲勞或體力下降、記憶力衰退、打造有彈性的肌膚也很有效。

02 印加蘿蔔

具有調整荷爾蒙均衡和自律神經的作用，同時也能有效改善腎臟失調所引起的不孕或虛冷等問題。對於更年期症狀的改善也非常有效。

03 山芋

被稱為山芋或日本薯蕷的一種，可滋養腎氣。另外，也能消除便秘或水腫、提升免疫力。

[養腎食材的注意事項]

腎臟對應的五味是「鹹味」，但是，如果鹹味攝取過多，就會導致血脈滯留，同時也會出現循環系統等症狀。這是因為腎臟的五行「水」會妨礙到心臟「火」的作用，所以鹽分攝取過多，就會對心臟帶來不良的影響。

腎 專欄

懷孕時建議攝取「核桃」

核桃具有促進腎臟作用，提高智力的作用。據說只要在工作或讀書時攝取，就能讓腦袋變得更靈活，如果在懷孕時攝取，就能為寶寶帶來正面的影響。可是，攝取過多會造成胃的負擔，所以1天5顆左右較為適量。

五臟和經絡、關節、穴位

PART 3

實踐

除了利用食材，從身體內側養生的方法之外，「經絡」、「關節」、「穴位」的觀念也十分重要。只要學會從身體外側正確養護的方法，就能在日常中調整五臟的狀態。

關於經絡

五臟位於身體內部，所以無法透過視覺查看其狀態，當然也無法用手觸摸。可是，只要擁有一點點知識，我們就可以從身體外側進一步接觸五臟。

這個時候，最重要的關鍵就是「經絡」。

簡單來說，所謂的經絡是循環全身上下的「氣血通道」。經絡就像是把位於身體深處的臟腑和位於表面的皮膚或筋膜，甚至是耳朵、眼睛或嘴巴等各部位串聯起來的橋樑，只要透過氣的確實流動，就能夠維持身體的健全作用。

體內的主要經絡有十二條，彼此連接著五臟（也有人把心包和五臟併稱為六

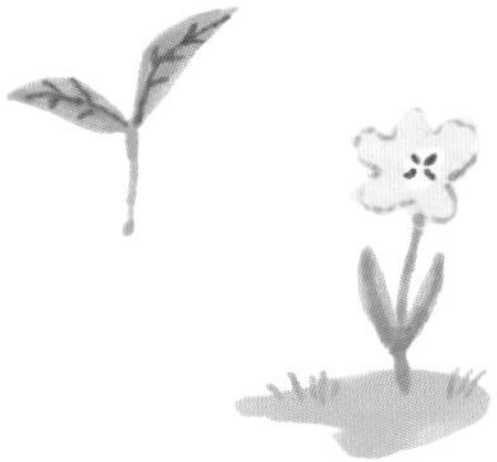

臟）和六腑（膽、小腸、胃、大腸、膀胱、三焦）。

連接肝臟的經絡是肝經、連接肺臟的是肺經，五臟分別有各自專用的經絡存在，當五臟的狀態不佳時，與臟器相連的經絡就會發生氣滯血瘀等問題。另外，相反的，如果經絡發生邪氣入侵等問題，與該經絡相連的五臟也會產生不適。

五臟和經絡之間的關係十分緊密。只要刺激經絡，與該經絡相連的五臟也會受到刺激，因此，東洋醫學就是利用這種方式來進行各式各樣的治療。

關於關節與穴位

「穴位」又被稱為經穴，位於經絡之上。簡單來說，經絡是分布在身體裡面的線路。經絡往返於身體之間，同時進一步串聯身體的內側和外側，遊走於全身上下。如果將經絡攤開，經絡就像是一個圓圈。然後，位在那條圓形線路上的車站就是穴位。我們的身體裡面共有３６１個穴位。

穴位是氣的出入口，同時也是氣、血容易聚積的場所。因此，只要刺激穴位，就能使氣、血的循環恢復正常，同時調整五臟的狀態。另外，五臟的異常也很容易透過經絡，顯現在穴位上面。當按壓穴位感到疼痛的時候，就代表五臟正因為

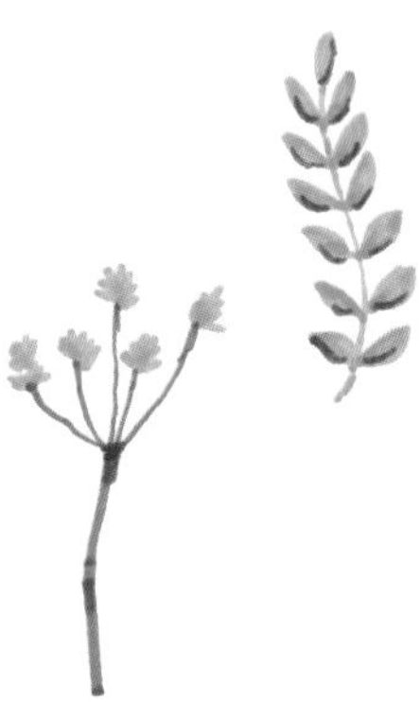

承受負擔或虧虛等，而存在著某些問題。

另一個調整五臟狀態的時候，絕對不能忘記的是「關節」。所謂的關節就像是身體當中的十字路口。就如同十字路口是個容易發生塞車、交通意外的場所那樣，關節是容易聚積邪氣，氣容易像塞車那樣鬱積，同時也容易發生意外（不適）的場所。

特別值得注意的是「腋窩關節」、「肘關節（拇指端、小指端）」、「膝窩關節」、「鼠蹊部」，被稱為四大關節的場所。就像腋窩關節對應肝臟、膝窩關節對應腎臟那樣，五個部位的關節分別與五臟相連，所以刺激這些部位也是活化五臟的有效手段。

關於艾灸與刮痧

「艾灸」也是調整五臟的有效方法。

所謂的艾灸是早在兩千多年前就已經在中國確立的傳統療法之一，原料採用由艾葉製作而成的艾絨。

艾灸的方法是把艾絨放在位於經絡上面的穴位，然後點燃艾絨，讓艾絨燃燒所產生的熱和艾葉的有效成分滲入位於身體深處的骨髓。透過嘴巴吃進體內的飲食物會進入五臟六腑，針灸只能達到血脈，因此，艾灸的效果遠比其他更好。經過了兩千多年的時間，人們至今還沒有發現比艾草更有效的東西，由此可見艾草的

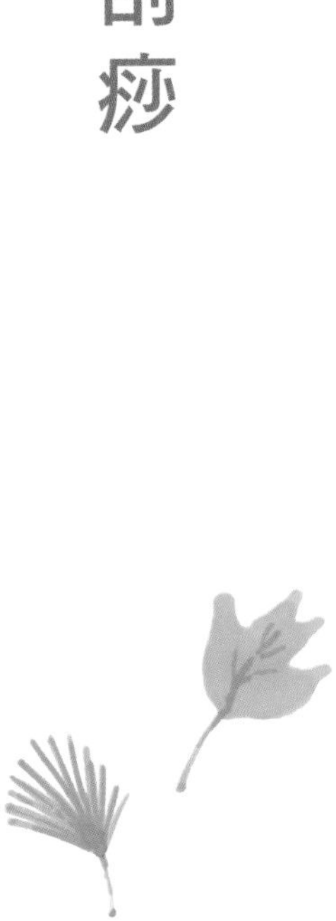

功效有多麼強大。因為能夠從體內溫熱身體，所以除了能夠讓氣、血的流動更加順暢之外，也能活化細胞、有效改善身體不適。

另外，「刮痧」也很有效。刮痧是中國自古就十分盛行的民間療法，這也是讓滯留在體內的氣、血流動的方法。

刮痧要使用促進氣流動的刮痧專用器具。順著經絡的走向，用刮痧器具輕柔刮拭感覺可能有氣滯的場所，藉此促進氣的循環。臉部或頸部、腹部周邊、手臂、腳等各個部位都可以輕易使用，同時，如果使用於肌肉鬆弛部位，也可望達到瘦身效果。可是，氣虛體質（參考213頁）等能量不足的人，鐵或不鏽鋼等素材容易使血穴大開、肌膚變紅，所以盡量選木頭等比較溫和的素材吧！

關節

簡單！敲打關節，消除氣的鬱積

首先，先介紹簡單的四大關節保養方法。

例如，日常生活中容易感到焦慮、感受到壓力等肝臟不適的時候，就試著敲打「腋窩關節」；濕氣較多，脾氣虧虛的時候，就敲打「鼠蹊部」等，依照自己的症狀或狀態，試著敲打對應的關節，消除氣的鬱積吧！

重點是以一秒一次的節奏，慢慢地敲打20次以上。透過某程度的敲打，就可以消除關節的氣滯。尤其是感到疼痛或是不適的部分，每天持續敲打才是最重要的關鍵。

關節的位置

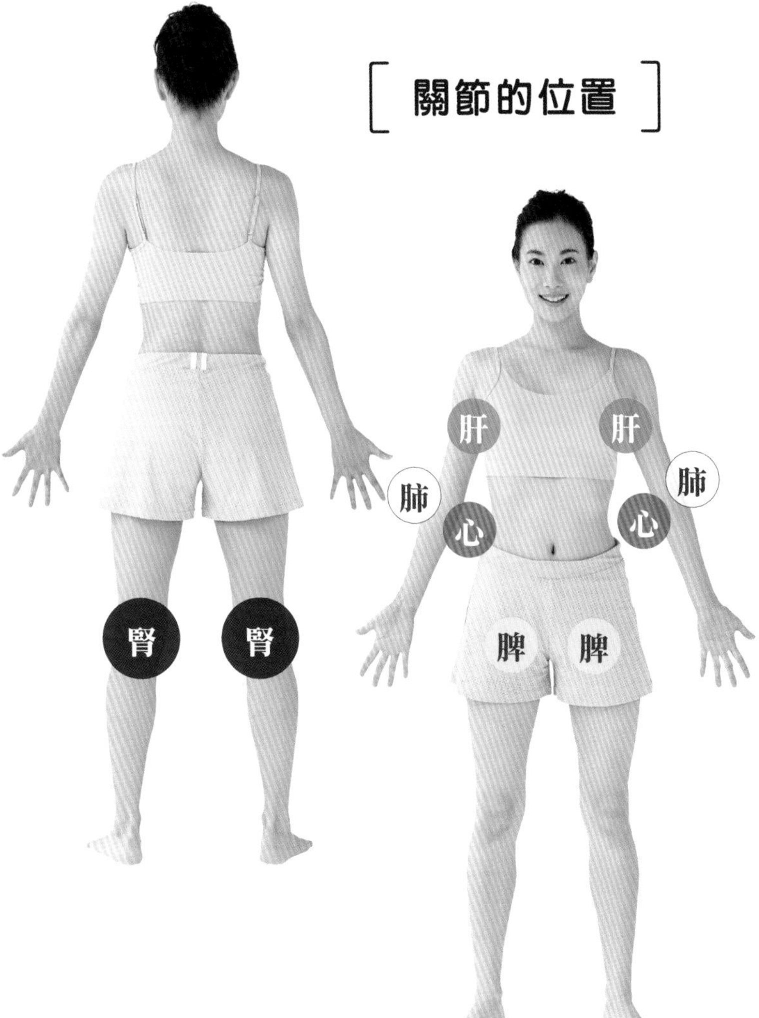

與肝臟相連的關節是「腋窩」。容易感到焦慮、感受到壓力的時候，也建議這個方法。

關節

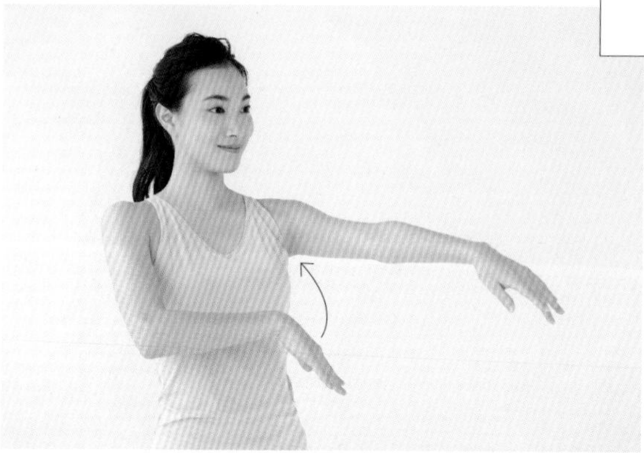

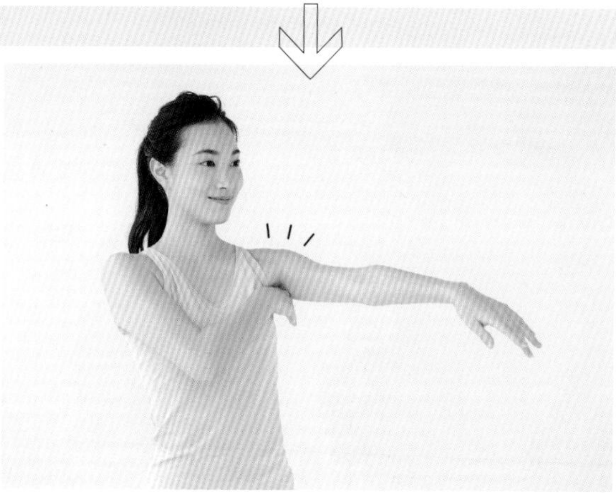

伸直左臂。用輕輕打開的右手，敲打「左腋窩」20次。

肝

［各20次］

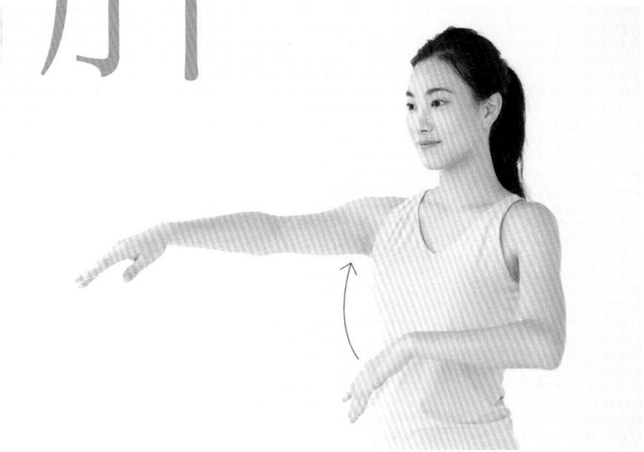

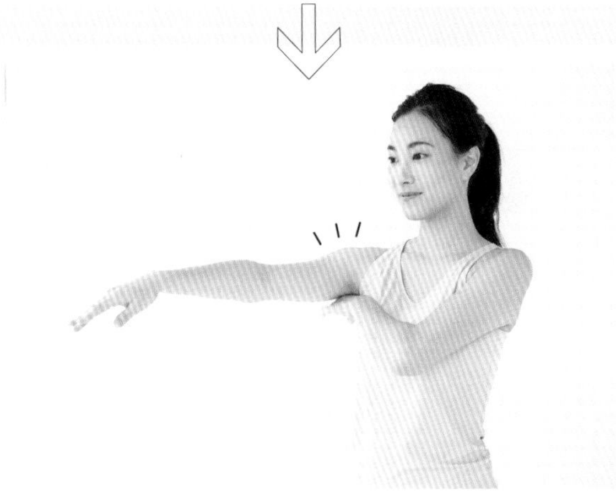

同樣的，「右腋窩」也要進行敲打。當肝臟的不適感十分強烈時，更用力地敲打，效果就會更好。

與心臟相連的關節是「手肘下方（小指端）」。
淺眠或情緒不穩的時候也非常建議。

關節

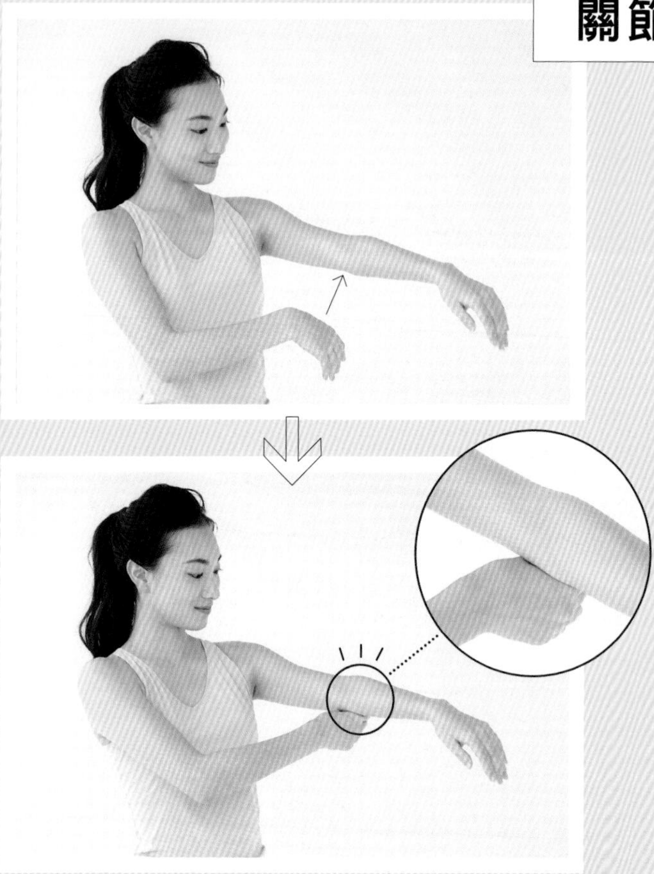

伸直左臂，手背朝上。用輕輕握著的右手，從下方往上敲打「手肘下方」。

心

[各20次]

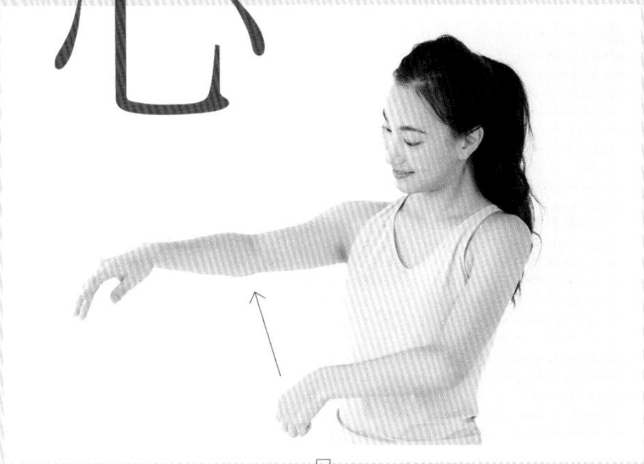

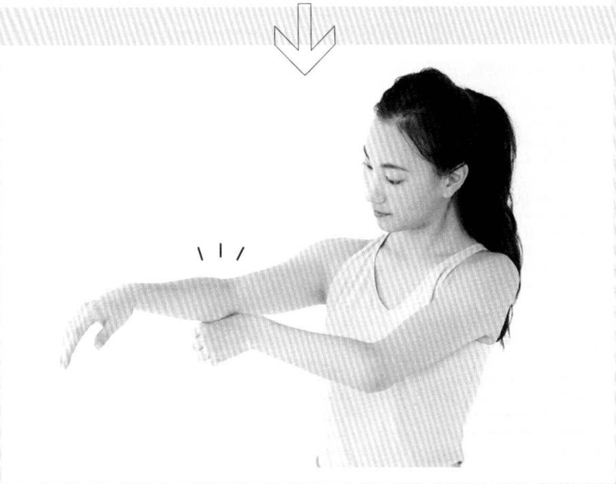

手背朝上，伸直右臂後，用輕握的左手往上敲打「手肘下方」。

與脾臟相連的關節是位於腳根部的「鼠蹊部」。
四肢沉重的時候適用。

關節

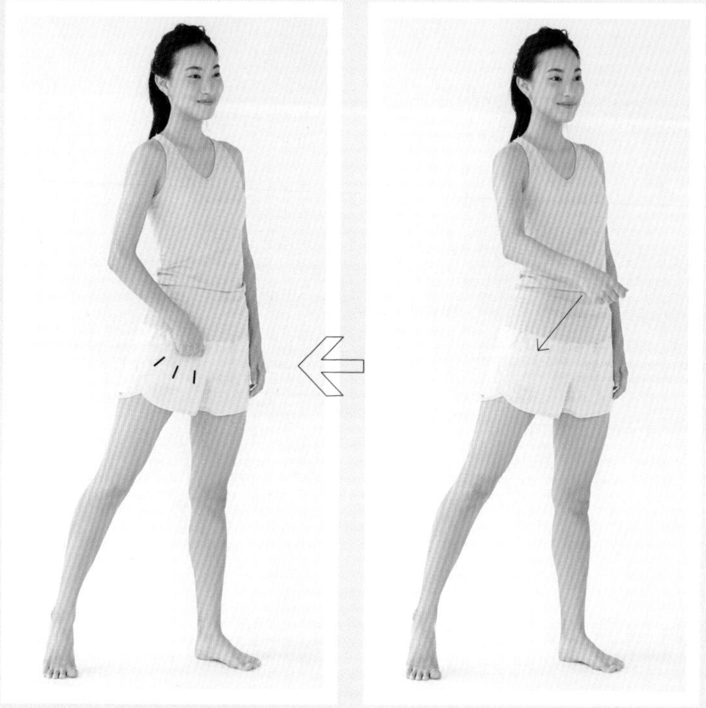

打開雙腳站立，右腳稍微向外拉，伸展「鼠蹊部」，
用輕握的右手敲打。

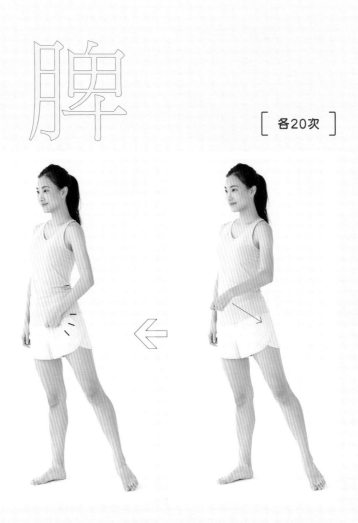

脾

[各20次]

左腳稍微向外拉，用輕握的左手敲打「鼠蹊部」。持續久坐的狀態也建議這個方法。

與肺臟相連的關節是「手肘上方（拇指端）」。
喉嚨或鼻子不舒服的時候也適用。

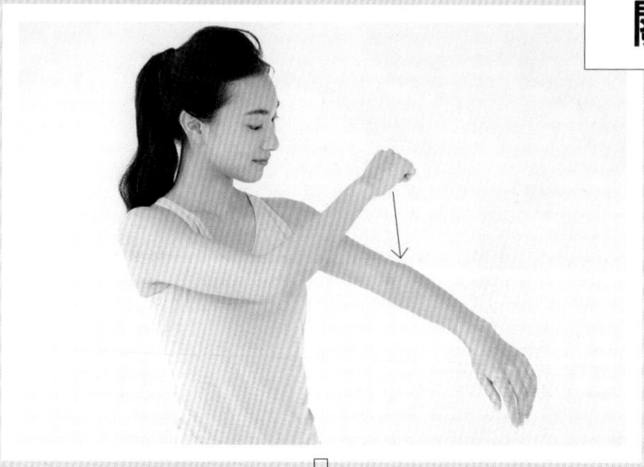

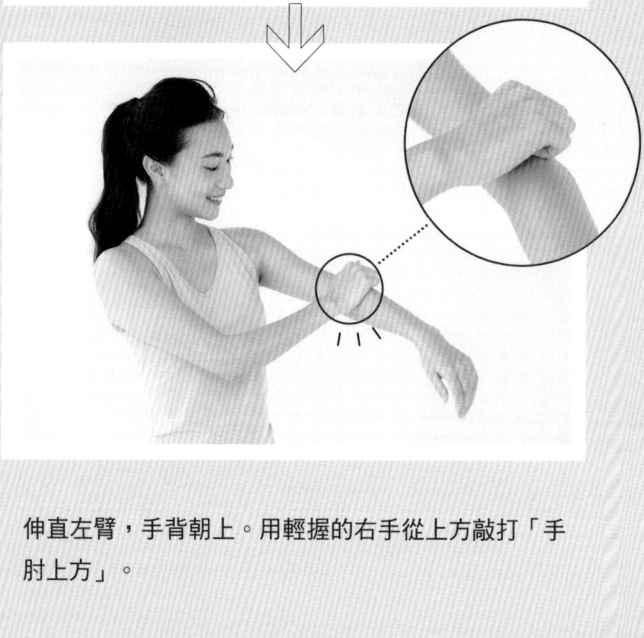

伸直左臂，手背朝上。用輕握的右手從上方敲打「手肘上方」。

肺

[各20次]

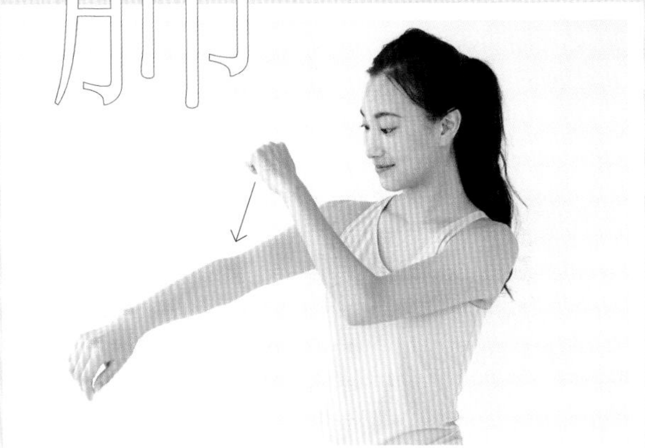

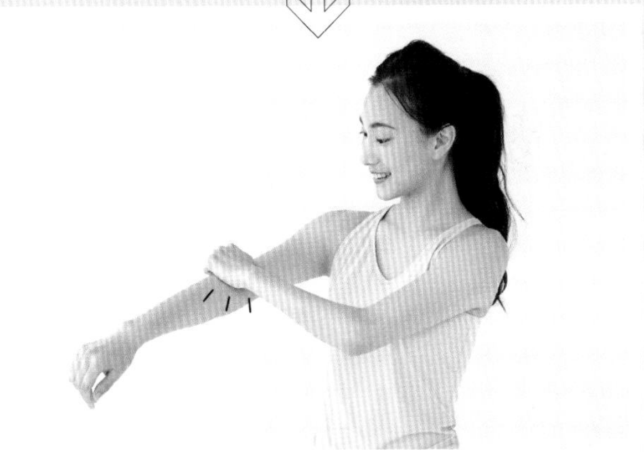

手背朝上，伸直右臂，敲打「手肘上方」。以1秒1次的步調慢慢敲打吧！

腎

與腎臟相連的關節是「膝窩」。下半身虛冷或水腫也適用。

關節

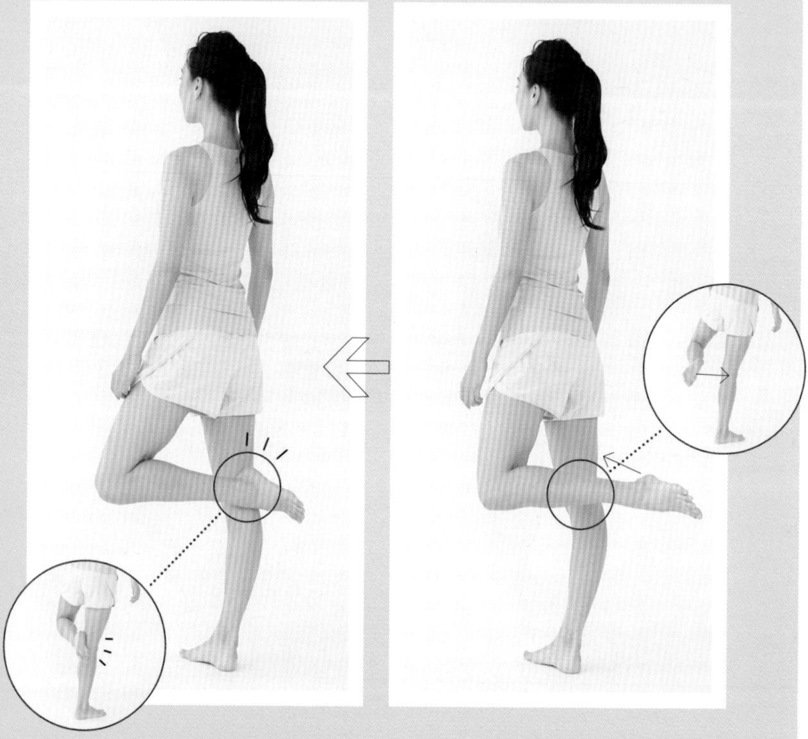

雙腳與肩同寬站立，用左腳的腳背部分敲打右腳的「膝窩」。

［ 各20次 ］

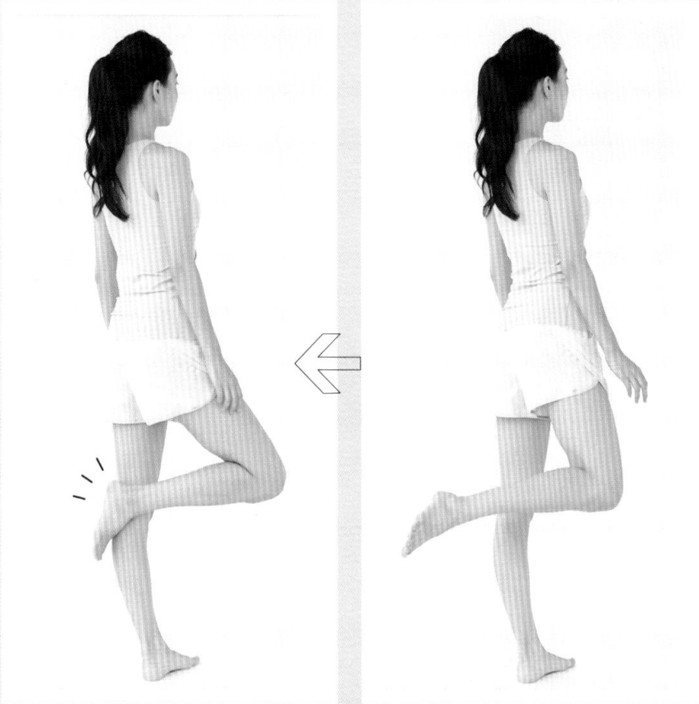

用右腳的腳背部分敲打左腳的「膝窩」。如果會疼痛，那就是氣滯的證據。

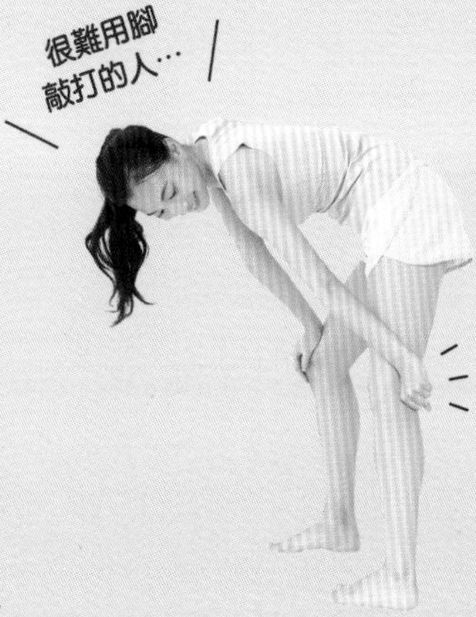

用手敲打膝窩

很難單腳站立的人就用輕握的手敲打「膝窩」。採用輕鬆舒適的姿勢。

經絡

經絡按摩
使氣血暢通

按摩分別與肝、心、脾、肺、腎直接相連的經絡吧！

順著氣的流動，依序揉捏是非常重要的事情。讓滯留的氣變得更順暢，同時改善造成身體不適的五臟作用。

經絡在身體裡面縱橫穿梭，經絡上面有穴位，因此，以下將以穴位作為說明重點。請輕柔地按摩，每處揉捏5次左右。另外，這裡介紹的經絡是往左右兩側流動，所以兩邊都要均衡按摩。

肝的經絡按摩

從腳的拇指前端開始，經過腳的內側，一路延伸到上半身的路線，就是與肝臟相連的經絡。

※三陰交是脾經、肝經、腎經3條經絡交錯的穴位。三陰交是屬於「脾經」的穴位（十四經絡上），對女性來說，是十分重要的穴位，因此，肝經也有記載。

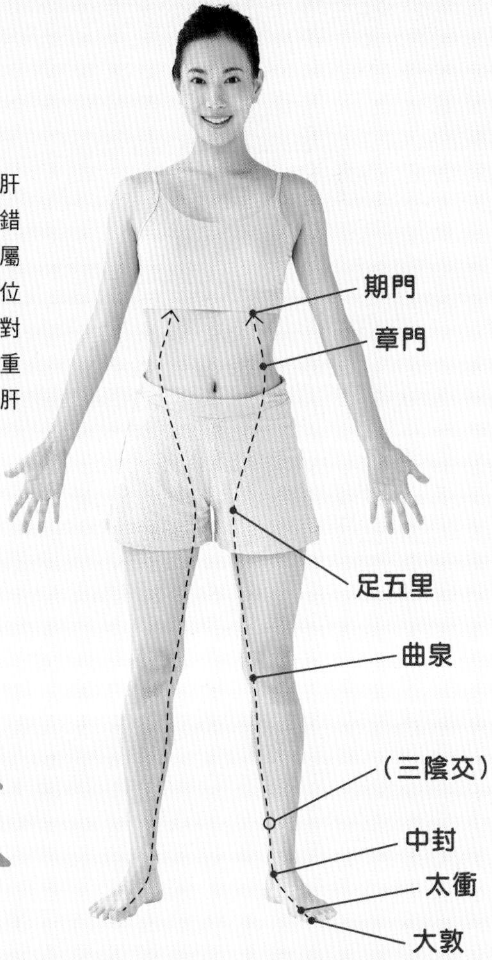

肝

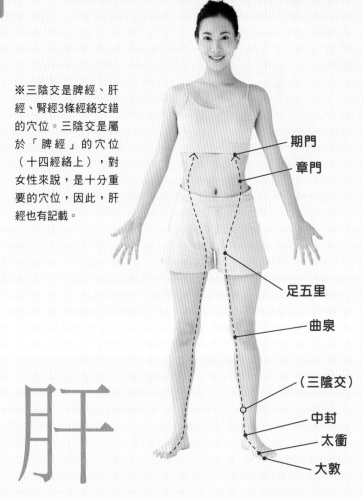

肝經

1

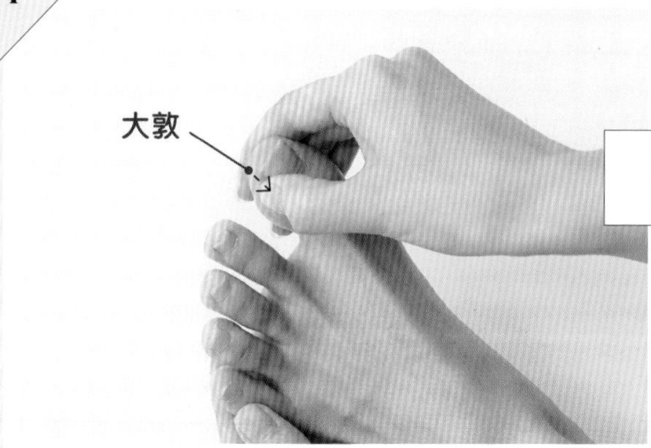

肝臟經絡的起點是腳拇指內側的「大敦」。按壓這裡5次。疼痛時就重點按壓。

2

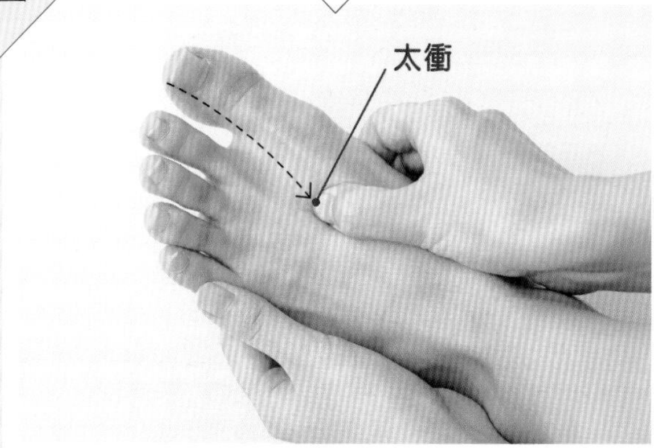

按壓位於腳拇指和食指骨骼之間的凹陷處「太衝」，一邊往腳踝方向按壓。

3

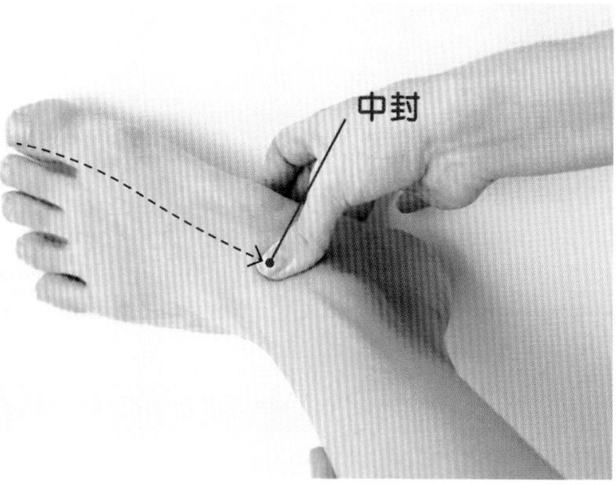

經過位於內腳踝外側的凹陷處「中封」，直接沿著腳的筋膜按壓。

4

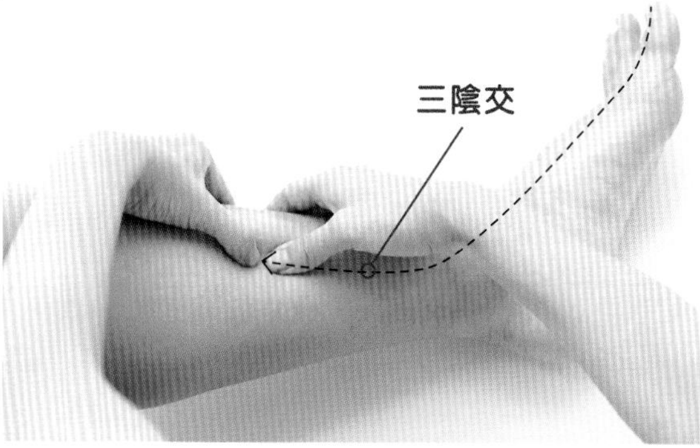

按壓內腳踝上面距離4根手指的位置「三陰交」，直接往上按壓。

5

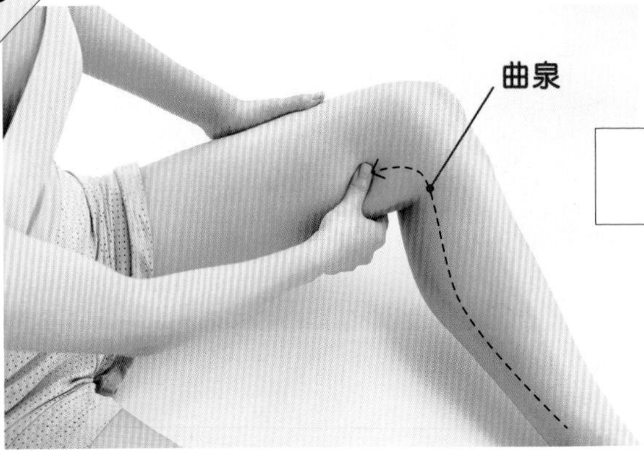

經過位於膝窩略下方的凹陷處「曲泉」，直接往上按壓大腿內側。

6

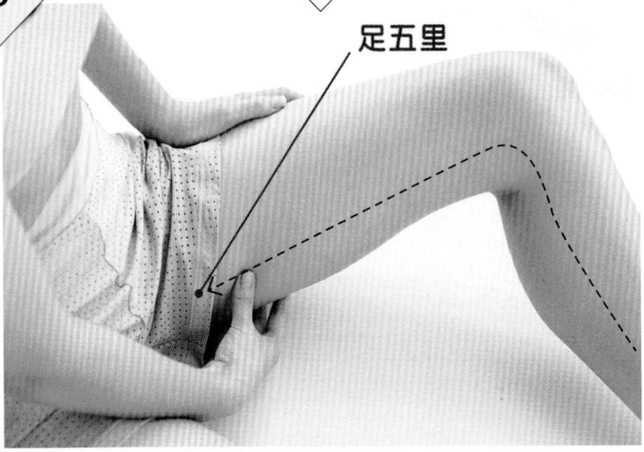

經過大腿內側後，再經過位於腳根部的「足五里」。

肝

7

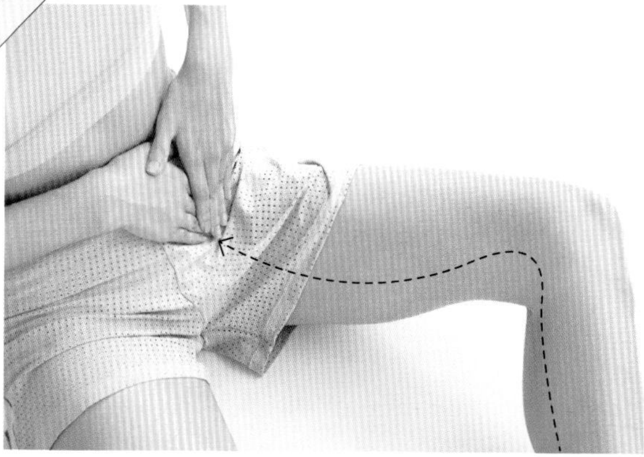

從腳的根部進入鼠蹊部。雙手重疊，用左右的手指繼續按壓。

8

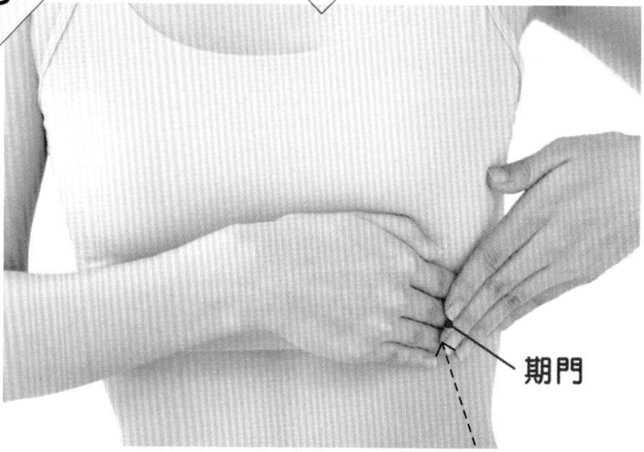

持續往上來到位於側腹略偏內側的「章門」，接著，按壓至乳頭和正下方肋骨交錯的位置「期門」。

心的經絡按摩

促進心臟血液循環的心經是，從腋窩下方開始，經過手臂內側，一路延伸至小指的經絡。

心經

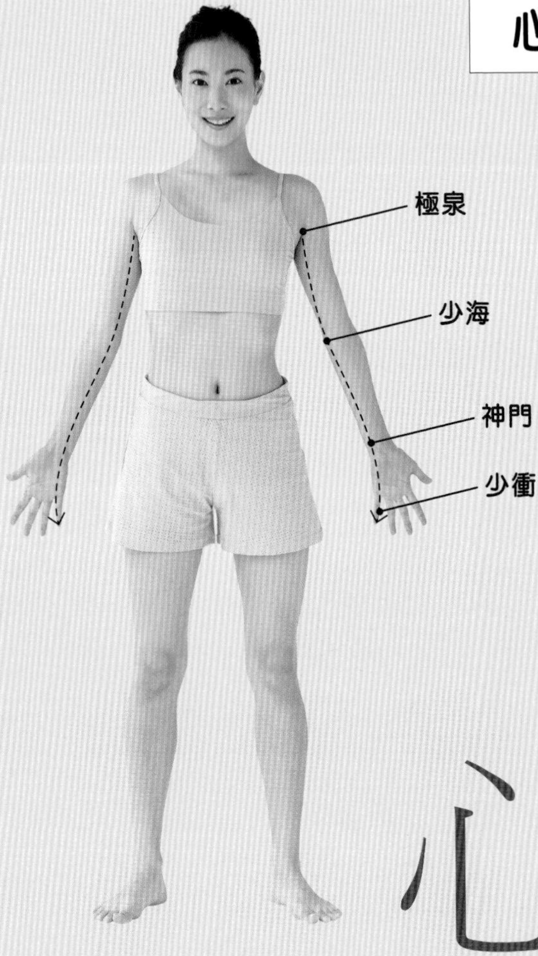

心

心

1

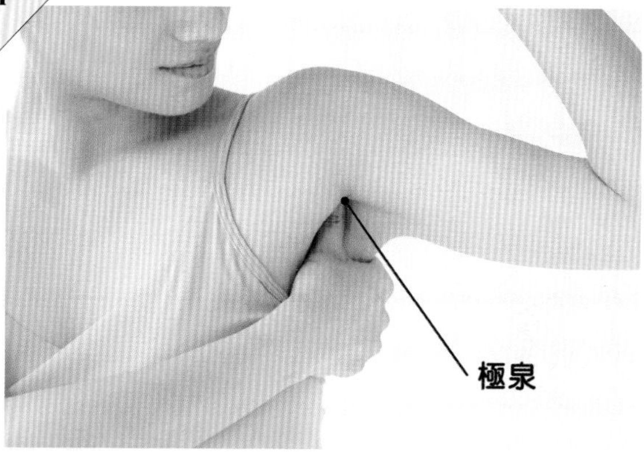

心經的起點是位於腋窩下方凹陷處的「極泉」。按壓這裡5次。

2

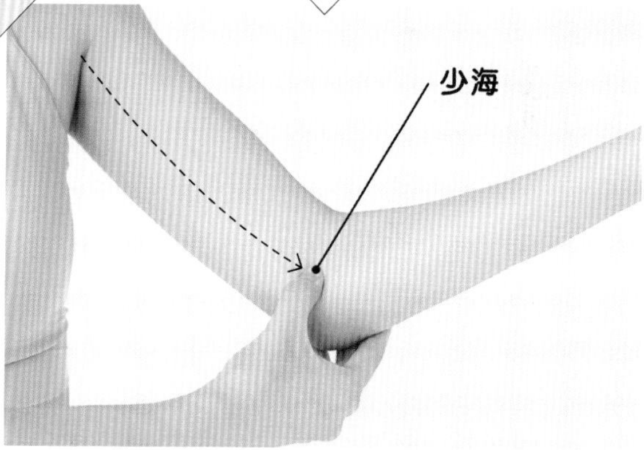

按壓手臂內側，沿著筋膜，往手肘方向按壓，按壓手肘內側凸起的骨頭內側「少海」。

心經

3

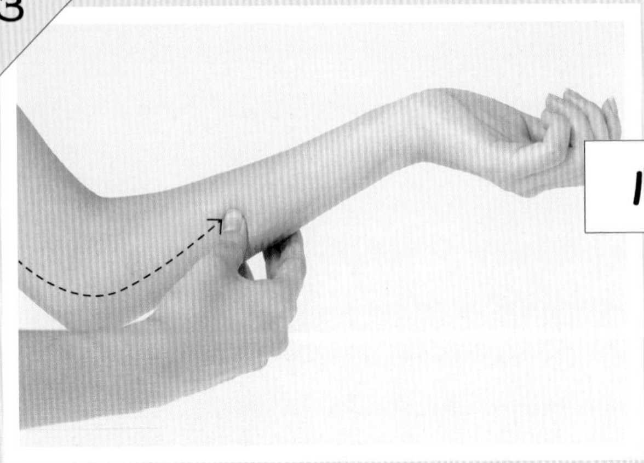

按壓手臂內側，直接沿著筋膜，往手腕方向按壓。

4

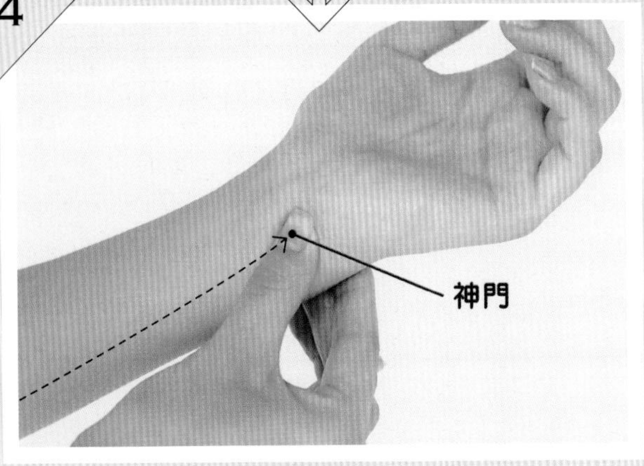

按壓位於手腕內側（小指端）的凹陷處「神門」。

心

5

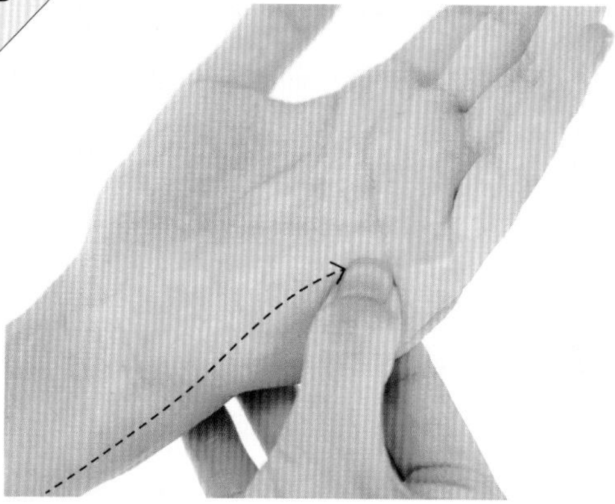

一路來到手掌，一邊揉捏小指下方稍為隆起的筋膜，一邊按壓。

6

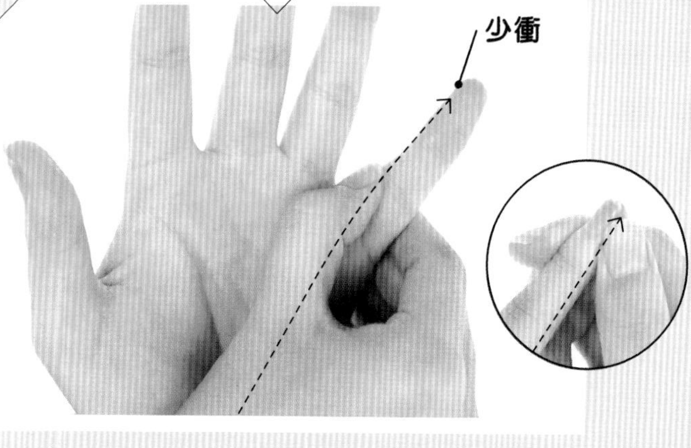

宛如繞到小指內側那樣，一邊揉捏，持續按壓至位於小指內側前端的「少衝」。

脾的經絡按摩

穿過脾臟的經絡，從腳拇指的外側開始，往上半身延伸，然後再往下繞到腋窩。

脾經

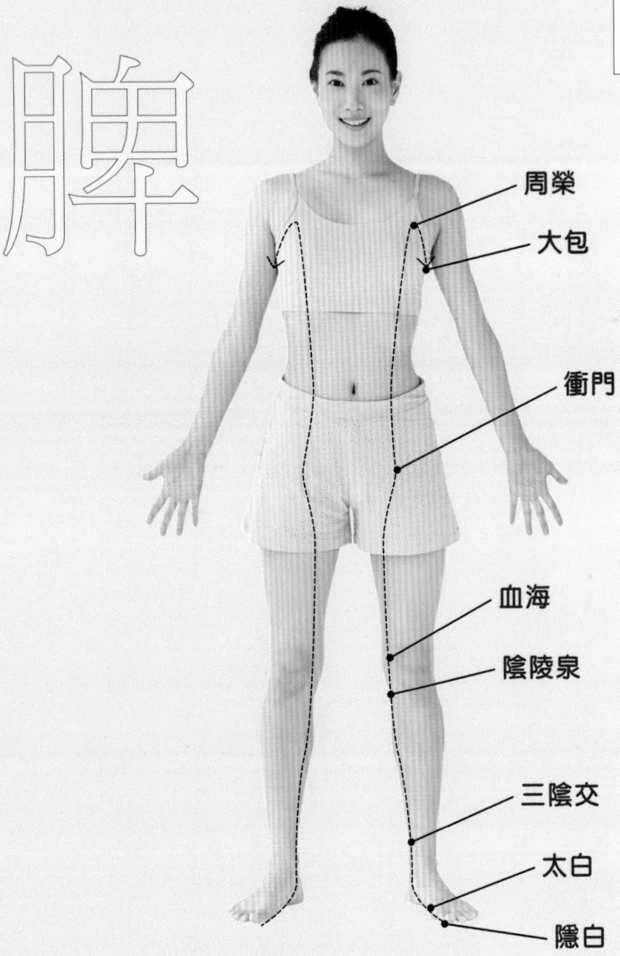

脾

1

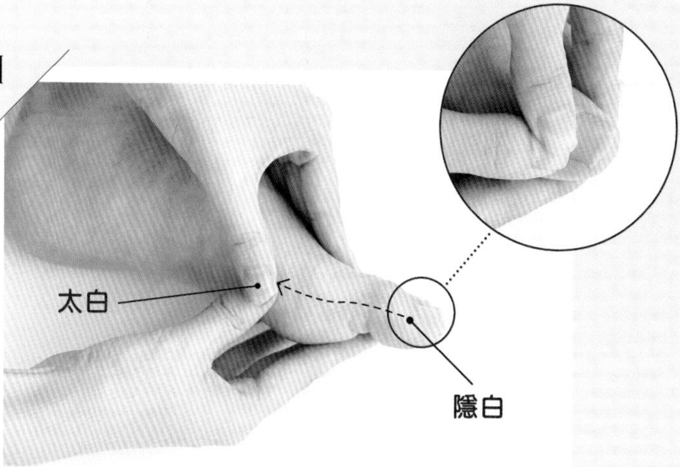

脾臟經絡的起點是，位於拇指外側的「隱白」。朝拇指下方大塊骨頭下的凹陷處「太白」前進。

2

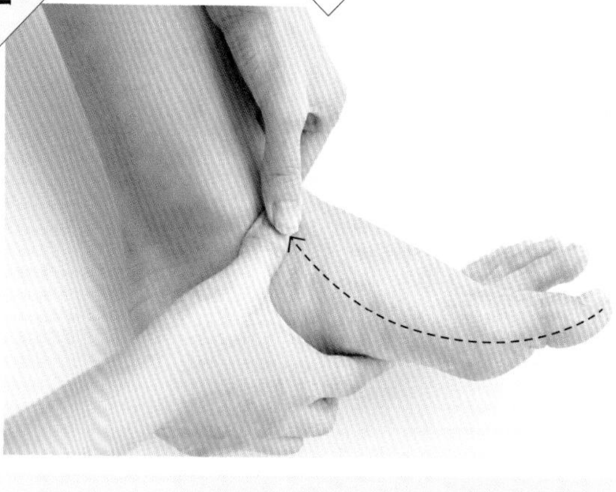

一路往腳底和腳背的邊界按壓，經過內腳踝的前面。

3

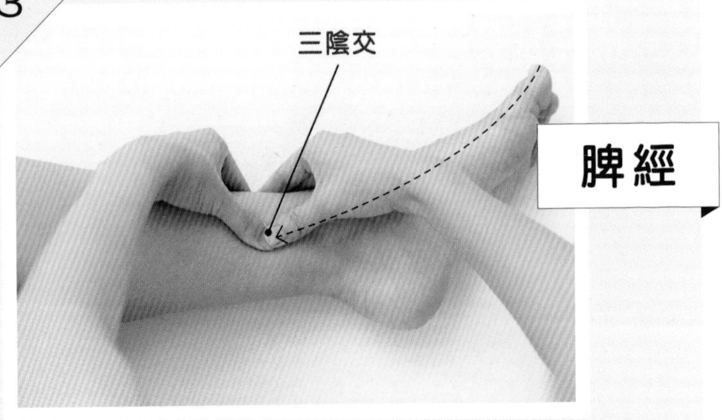

直接沿著腳的筋膜按壓，按壓內腳踝上面距離4根手指的位置「三陰交」。

4

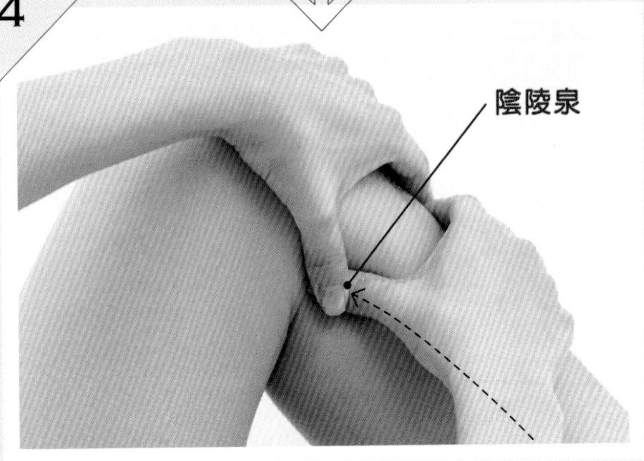

按壓膝蓋下方內側大塊骨頭下方的凹陷處「陰陵泉」。如果感到疼痛，就重點式的按壓吧！

5

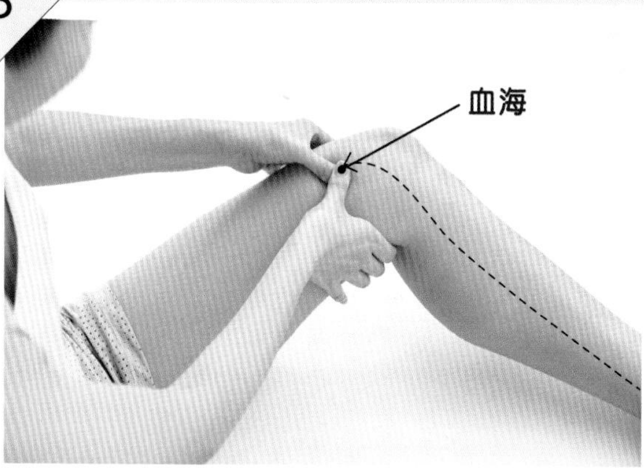

經過膝蓋略上方內側的「血海」。位於膝蓋骨內側上方距離約3根手指頭的位置。

6

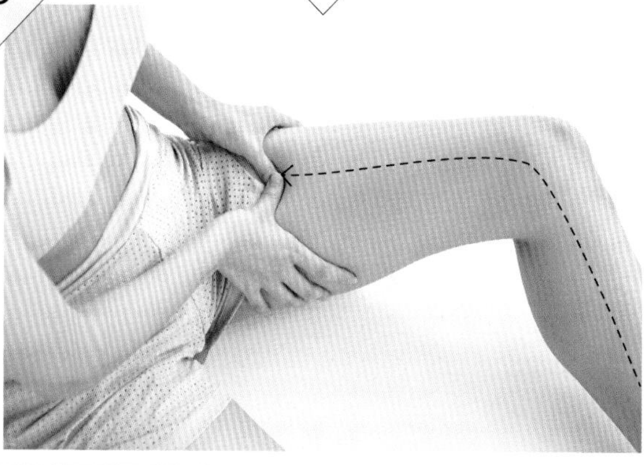

從「血海」筆直來到大腿上面，一路往鼠蹊部按壓。

脾經

7

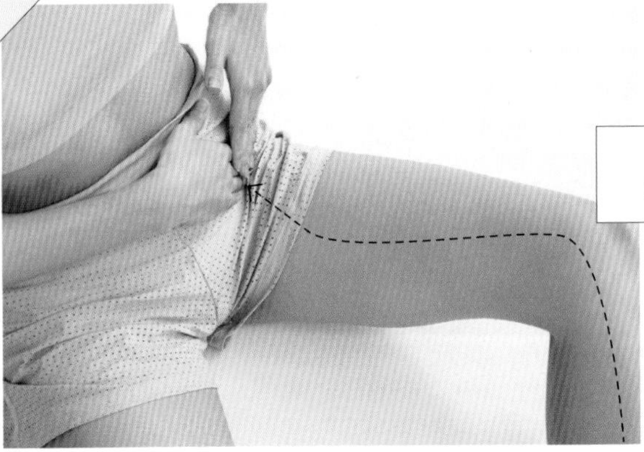

經過鼠蹊部附近的「衝門」，往上按壓。把雙手的指尖重疊在一起按壓就可以了。

8

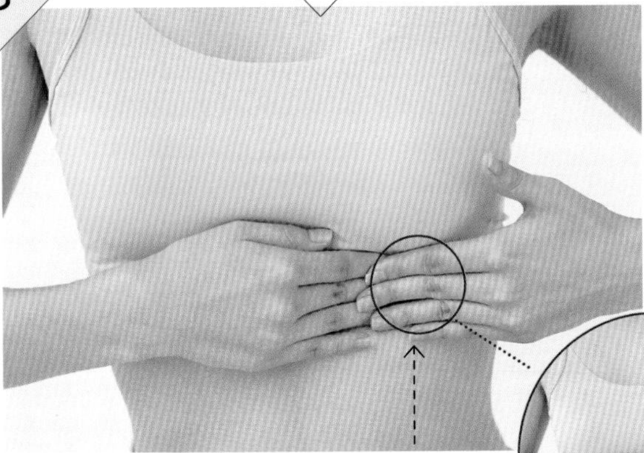

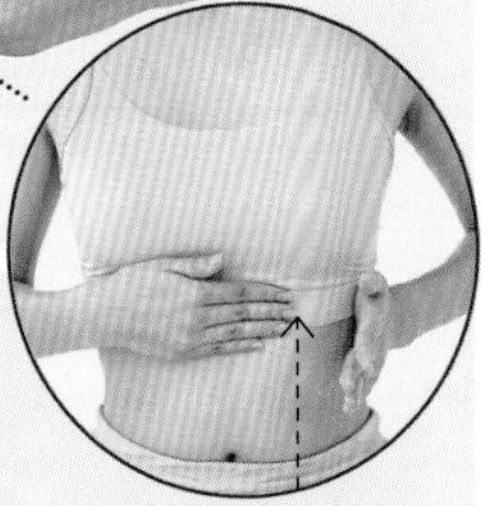

經過側腹的內側，直接筆直朝上。位於腎臟經絡（參考P.182）稍微外側（乳頭外側）的位置。

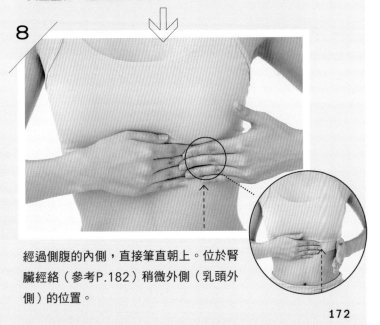

9

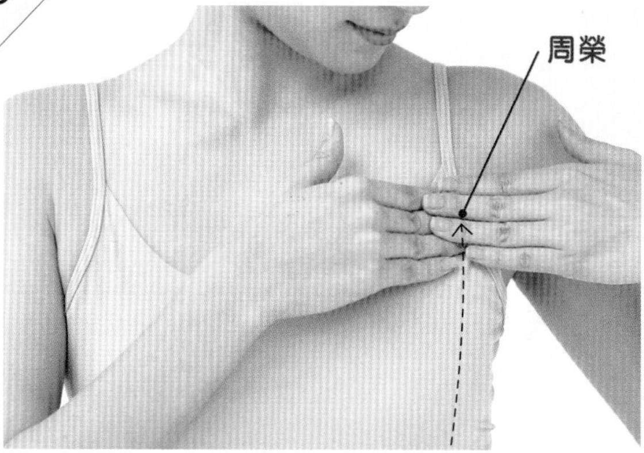

按壓至胸部上方的靠外側處，按壓胸部上方的「周榮」。

10

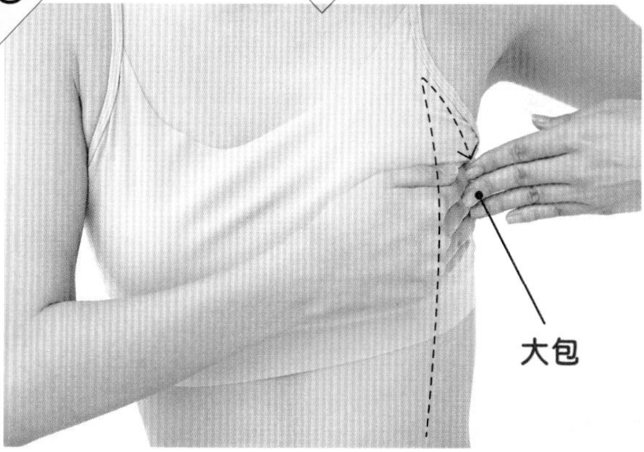

按壓「周榮」，這次往下返回側腹部，一路按壓至「大包」。

肺的經絡按摩

連接肺臟的經絡位於手臂外側。從肩膀下方延伸至指尖前端。

肺經

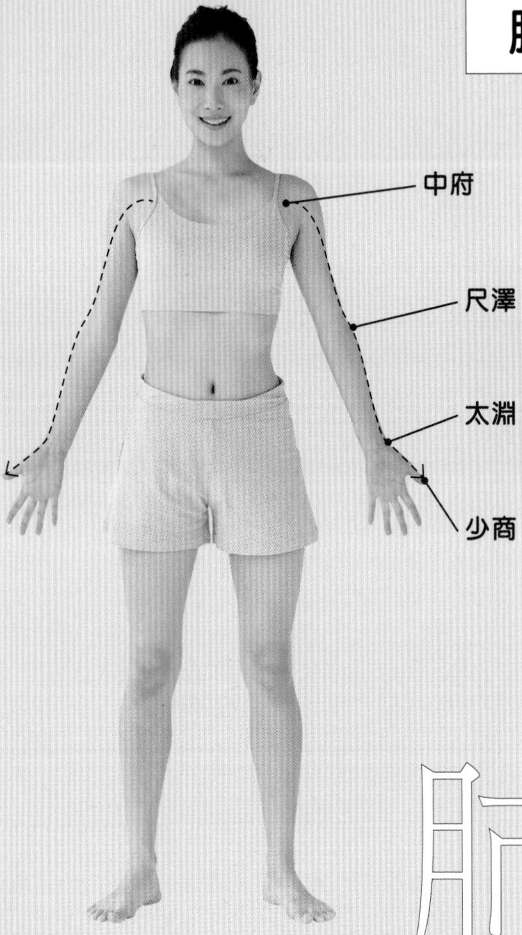

肺

1

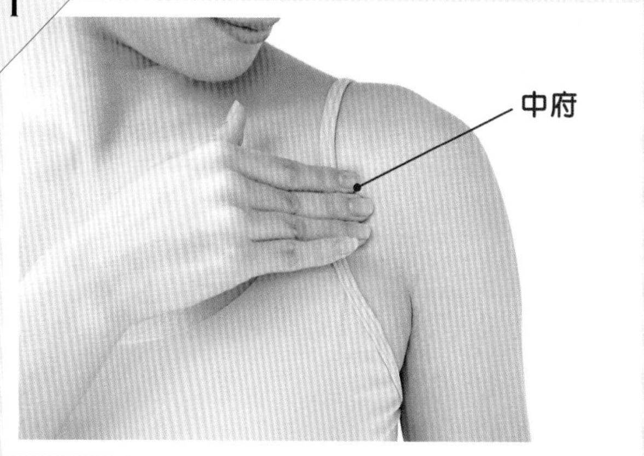

按壓位於鎖骨外側下方的凹陷處「中府」。就是肩膀前傾時的凹陷部分。

肺

2

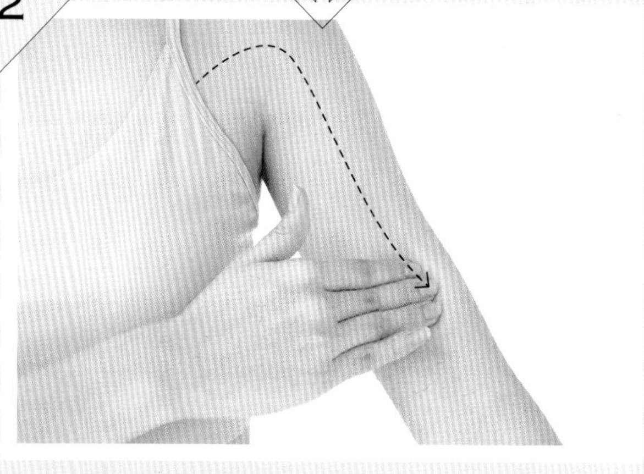

輕輕伸直手臂。直接按壓手臂內側，朝手肘方向前進。

肺經

3

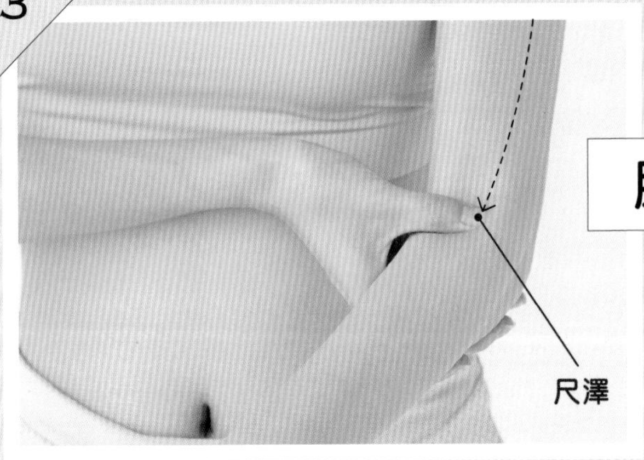

按壓手肘彎曲時，產生皺褶的上方（拇指端）的凹陷處「尺澤」。

4

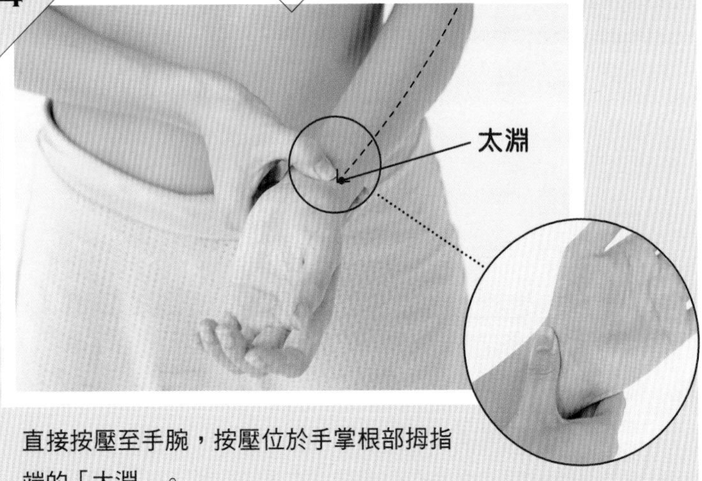

直接按壓至手腕，按壓位於手掌根部拇指端的「太淵」。

5

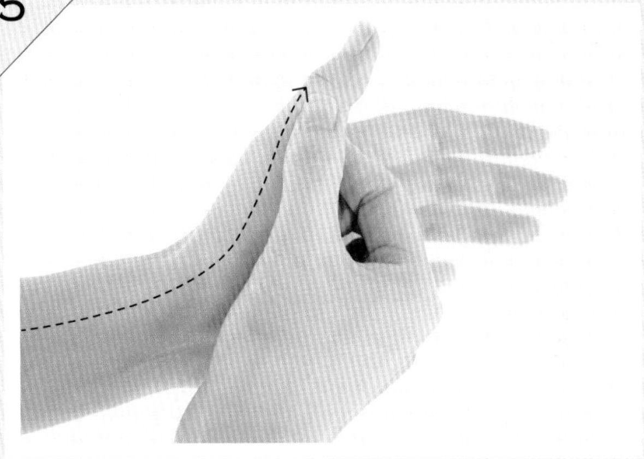

從拇指的根部往指尖方向，一邊按壓肉厚部分前進。

6

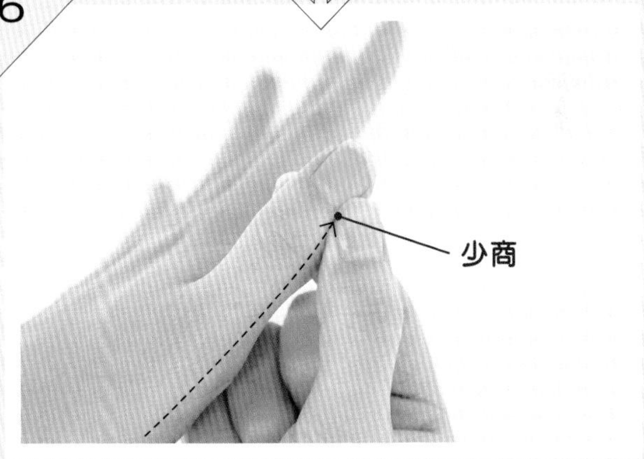

細細搓揉拇指，一邊朝指尖外側的「少商」前進。

腎的經絡按摩

從腳底開始，穿過大腿內側，再來到上半身的前方，就是腎的經絡。

腎經

※三陰交是脾經、肝經、腎經3條經絡交錯的穴位。三陰交是屬於「脾經」的穴位（十四經絡上），對女性來說，是十分重要的穴位，因此，腎經也有記載。

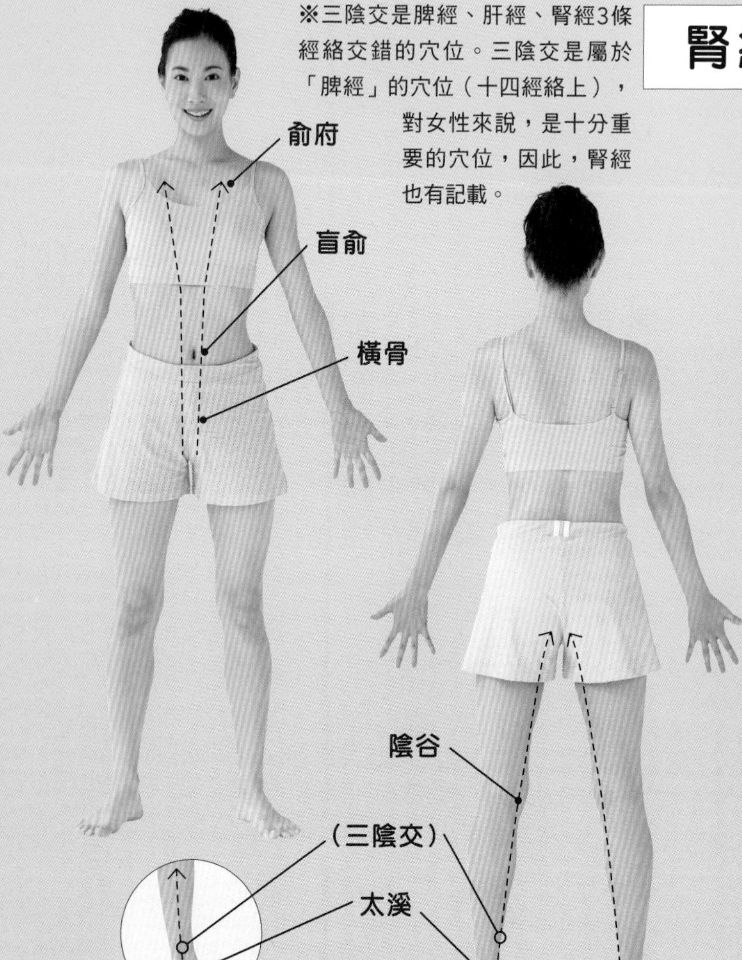

腎

1

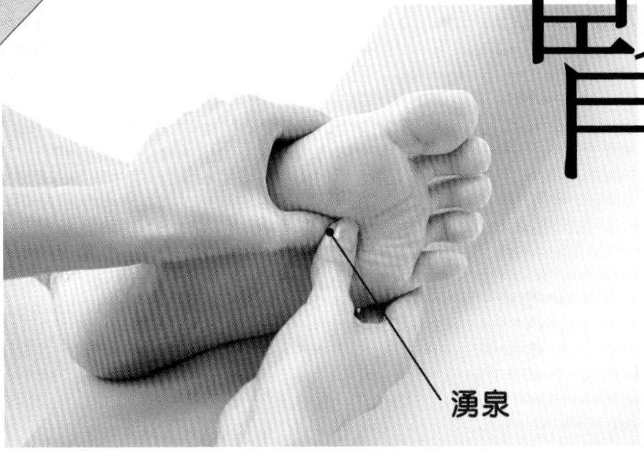

腎經絡的起點是「湧泉」。拇指下方肉厚部分下方的凹陷處。

2

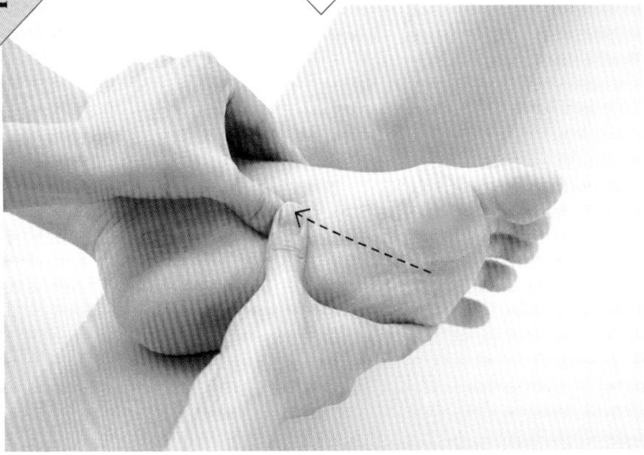

從「湧泉」往上搓揉腳的內側部分。將拇指重疊，一路搓揉按壓。

3

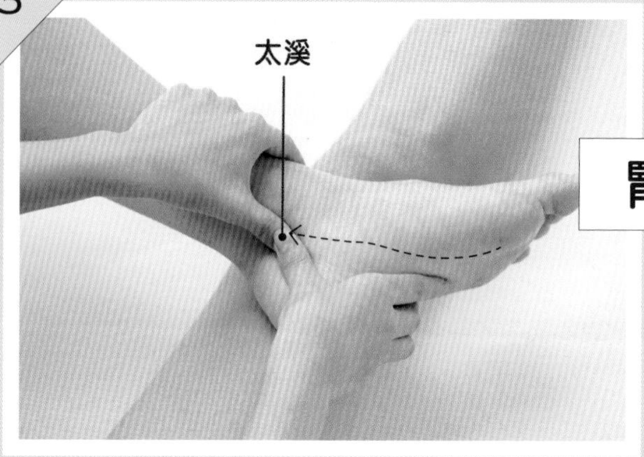

按壓位於內腳踝後方的「太溪」（阿基里斯腱的凹陷處）。

4

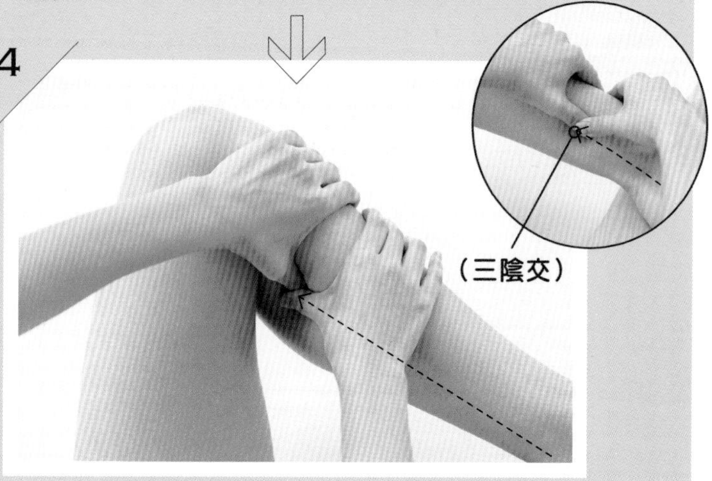

直接穿過「三陰交」（參考肝和脾的經絡），一路往膝蓋方向前進。

5

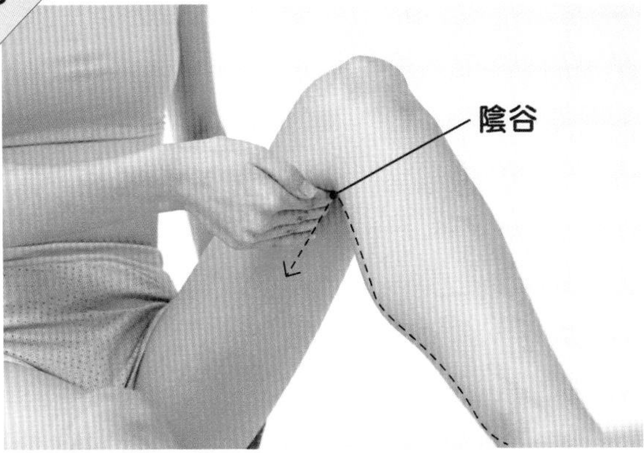

曲按壓彎曲膝蓋時所產生的皺褶的內側「陰谷」。

6

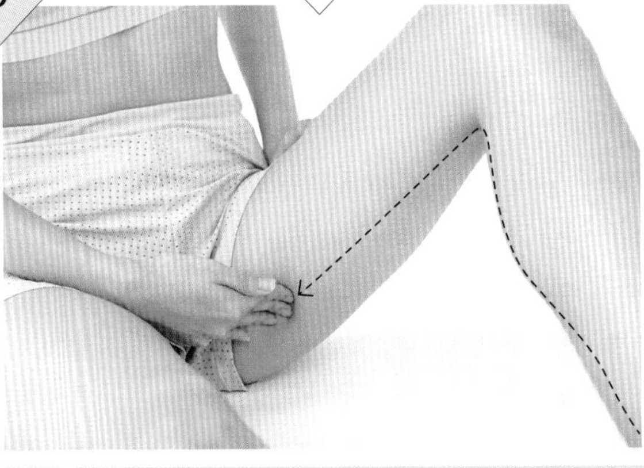

從「陰谷」進一步按壓至大腿後側，往肛門方向前進。

7

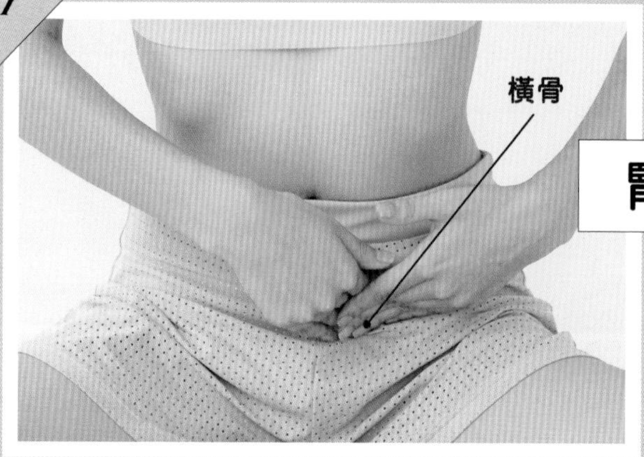

以穿過腹部內側的感覺，從肛門挪移到上半身的前面，按壓位於恥骨略左側的「橫骨」。

8

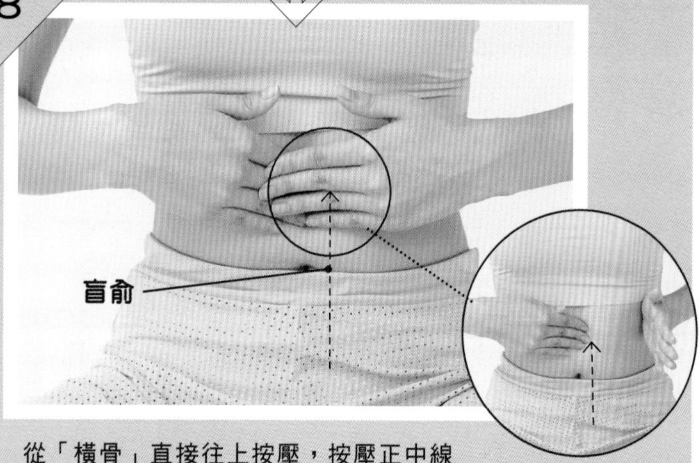

從「橫骨」直接往上按壓，按壓正中線（身體的正中央）稍微偏向外側的「盲俞」。

9

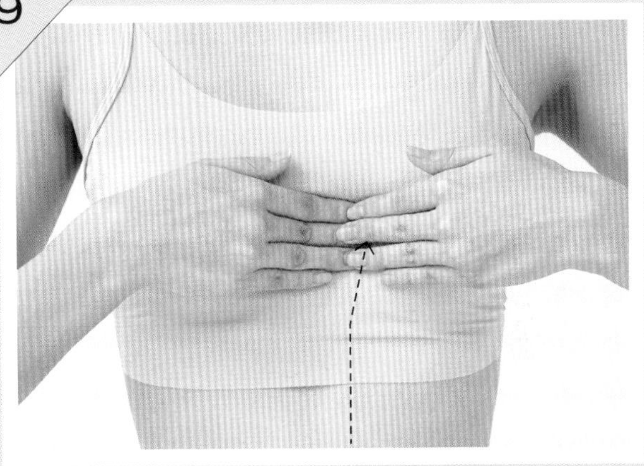

直接往上，持續按壓乳頭稍偏內側的位置。正中線和乳頭間的正中央。

10

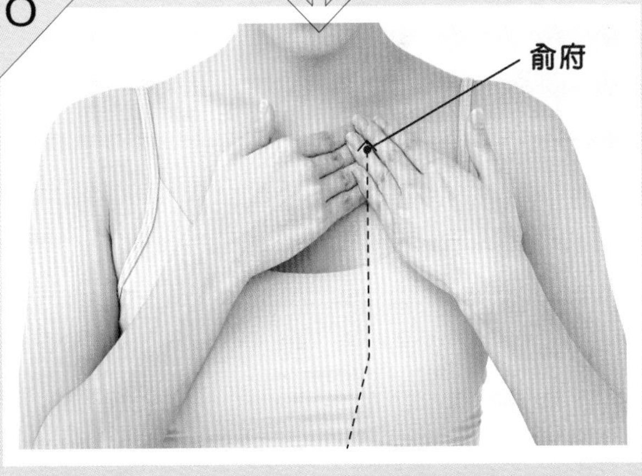

直接筆直往上，持續按壓至快到鎖骨的下方位置「俞府」。

穴位

按壓穴位，進一步刺激經絡

除了經絡按摩之外，再進一步按壓穴位，調理五臟吧！

從前面介紹的經絡當中，重點按壓刺激容易氣滯血瘀的穴位，就能改善身體的不適。

位於相同經絡上的穴位，具有強化共通臟器的功能。不光是如此，有些穴位則是對生理不順、虛冷、腸胃虛弱等症狀很有效，每個穴位都有著不同的作用，只要擁有這些知識，就能讓穴位按壓更具效果。輕按所帶來的刺激並不足夠，所以要用力按壓更多次數。

自己按壓穴位的訣竅

穴位的按壓力道必須比按摩更強。至少每處要按壓20次，如果按壓的次數可以更多，就能更容易得到效果。疼痛感比較強烈的部位，請務必確實按壓。順道一提，書上介紹的穴位是單邊，不過，因為穴位是左右兩邊都有，所以請兩邊都實施按壓。

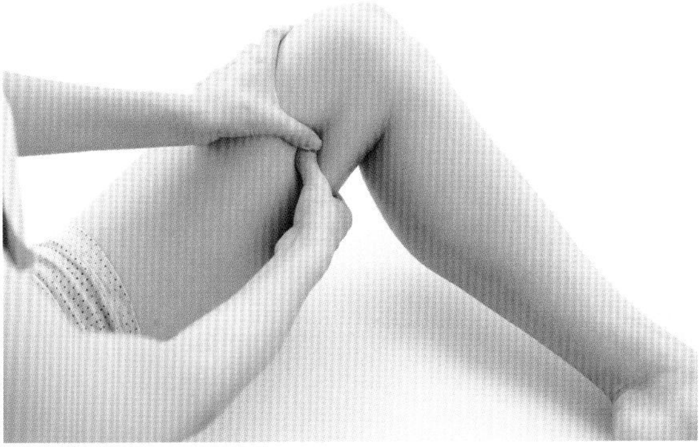

按壓穴位時，手指會因部位而改變。如果是用雙手按壓的部位，只要把手指重疊，就能更容易施力。

肝

穴位

肝臟具有調整全身氣流的作用，
定期按壓穴位，做好保養吧！

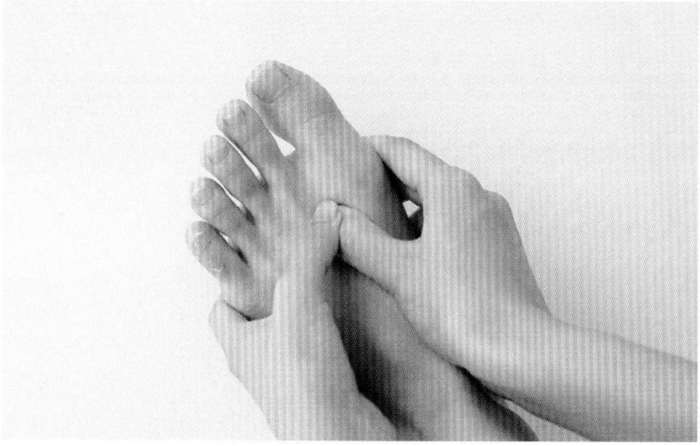

[太衝]

腳拇指和食指骨頭之間的凹陷處。對於生理不順等婦科問題或焦慮也有效果。

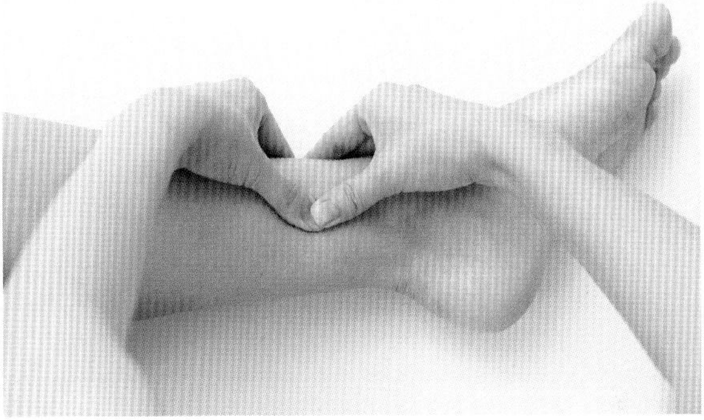

三陰交

位於內腳踝往上4根手指，骨頭旁邊的凹陷處。不光是肝臟，同時也是對脾、腎十分有效的穴位。

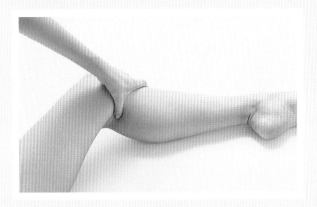

曲泉

位於膝窩略下方的凹陷處。腿抽筋或是頭痛等症狀也有效。

肝氣充足

- ☑ 膚色更明亮，不容易形成黑斑或黑眼圈
- ☑ 不再有莫名其妙的焦慮，情緒變得穩定
- ☑ 血流變得順暢，月經相關的不順獲得改善

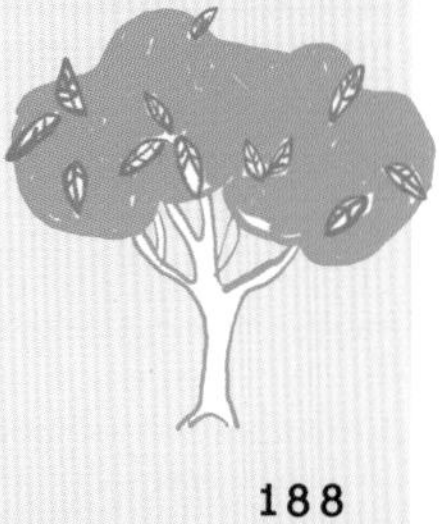

肝

- ☑ 乾眼症等眼睛不適、指甲的變形等問題變少
- ☑ 精神方面的不安減少、睡得好，睡眠品質也有所提升
- ☑ 血液循環不良導致的肩頸僵硬、頸部和背部周邊的疼痛減輕
- ☑ 氣、血循環變好，腳抽筋等症狀獲得改善

穴位

心

提高心臟的作用。缺乏活力、失眠、憂鬱等心情不佳時，也可以按壓這些穴位。

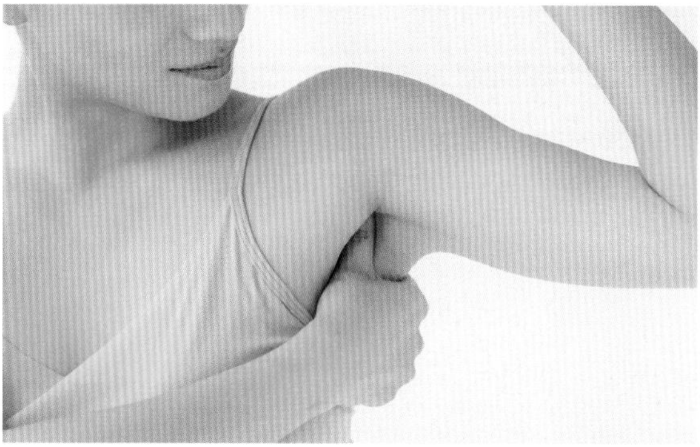

[極泉]

腋窩下方的凹陷處。手冰冷的時候、水腫或肘關節疼痛的時候，也非常有效。

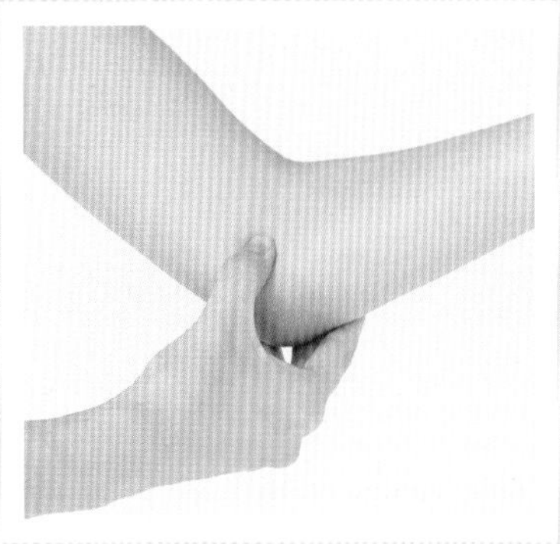

［ 少海 ］

用拇指按壓手肘內側凹凸的骨頭內側部分。也可以用來減輕手肘的疼痛、消除便祕、頭痛、暈眩。

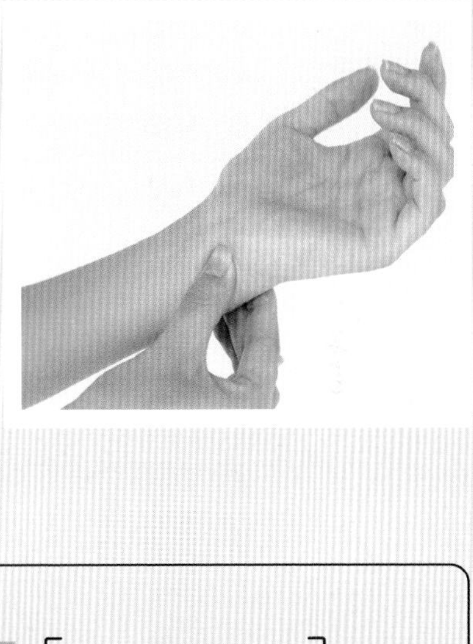

［ 神門 ］

按壓位於手腕小指端的凹陷部分。睡不好、淺眠的人、便祕的人也十分建議。

心經以外的穴位

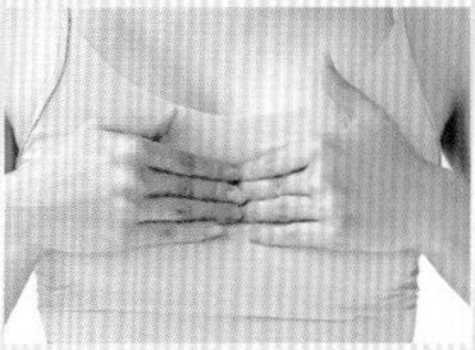

［ 膻中 ］

左右乳頭連接線上的中央位置。女性會有胸部下垂的問題，所以請參考照片的位置。

心氣充足

- 心裡的鬱悶變得豁然開朗，心情變得穩定
- 只要血液循環正常，臉色就會充滿光澤、變得紅潤
- 心氣不足所引起的心悸、呼吸急促、暈眩變得緩和

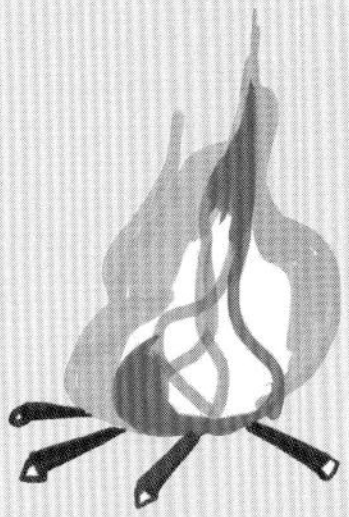

心

☑ 也可對抗炎熱的夏季酷暑，
不容易夏日疲勞

☑ 維持精神飽滿的狀態，
抗壓性也變強

☑ 能夠充分釋放體內的熱氣，
所以能夠減少熱潮紅

☑ 睡得更沉，
疲勞或倦怠感不容易殘留

脾

穴位

身體感覺十分沉重、倦怠的時候，就按壓脾臟的穴位。梅雨時期或季節轉換時期也可以按壓一下。

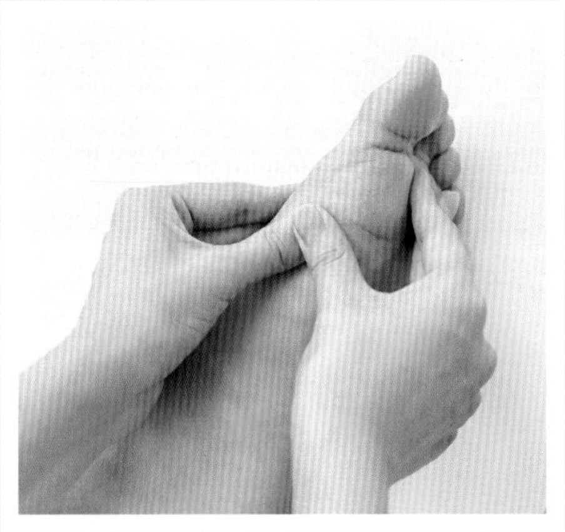

[太白]

腳拇指下面大骨頭下方的凹陷處。胃痛、腹痛或脾、胃虛弱時的便秘，都非常有效。

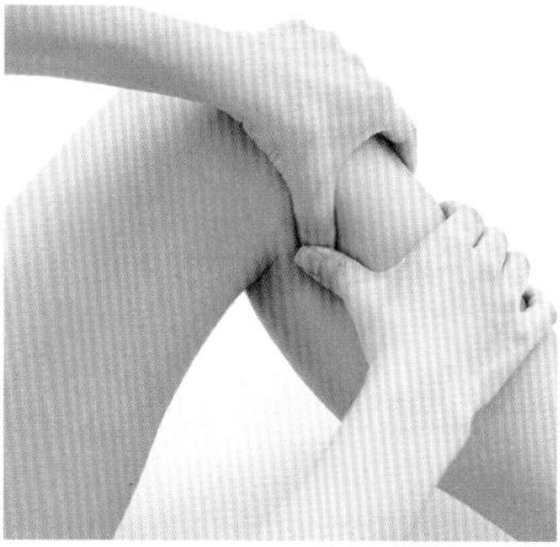

陰陵泉

位於膝蓋下方內側大塊骨頭下方的凹陷處。身體感到沉重時，就按壓這個穴位。

脾

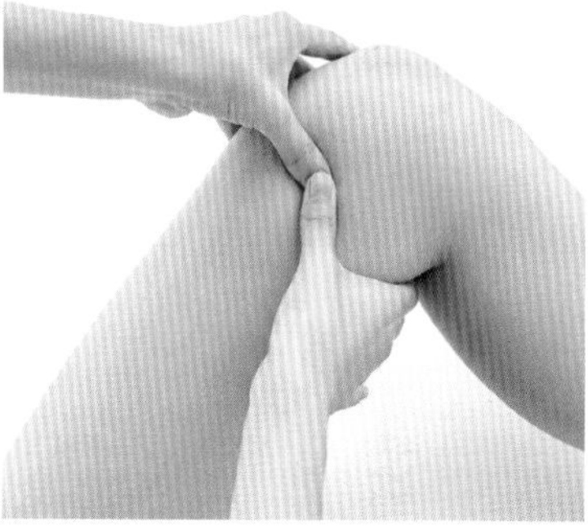

血海

從膝蓋骨內側上方往上3根手指的部位。對於生理不順或生理痛、不正常出血、虛冷也有效。

脾經以外的穴位

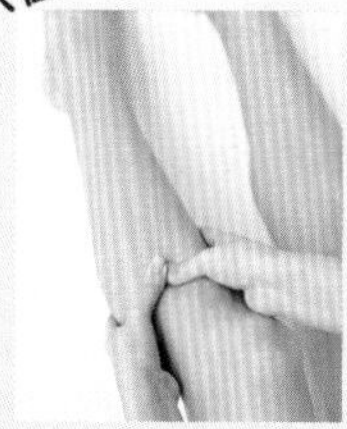

足三里

膝蓋下方，面向脛骨外側的凹陷處。雖然不在脾臟的經絡上，不過，對脾、胃也有不錯的效果。

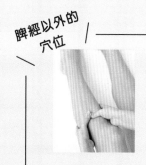

脾氣充足

- ☑ 減輕臉部鬆弛、毛孔粗大。給予肌膚緊緻、年輕的印象
- ☑ 濕氣較重的季節、頭部沉重、倦怠的症狀變得比較少
- ☑ 不再為脾臟失調所導致的面皰或青春痘感到煩惱，肌膚變得細緻

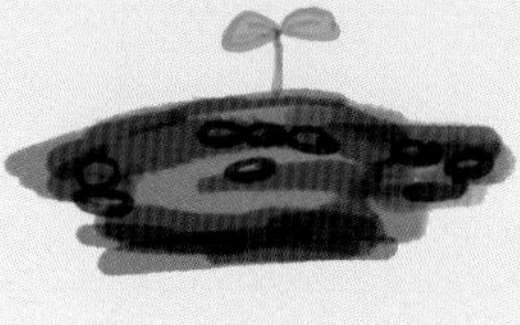

- ✓ 腹瀉或軟便等問題減少，排便的狀態變好
- ✓ 血液循環順暢，不再有月經失調或不順的問題
- ✓ 改善胃下垂、消化不良、食慾不振。恢復均衡良好的食欲
- ✓ 體內製造足夠的氣、血，使人充滿幹勁與活力

肺

穴位

強化肺功能的穴位。乾燥的季節、鼻塞或是容易咳嗽的時候也適用。

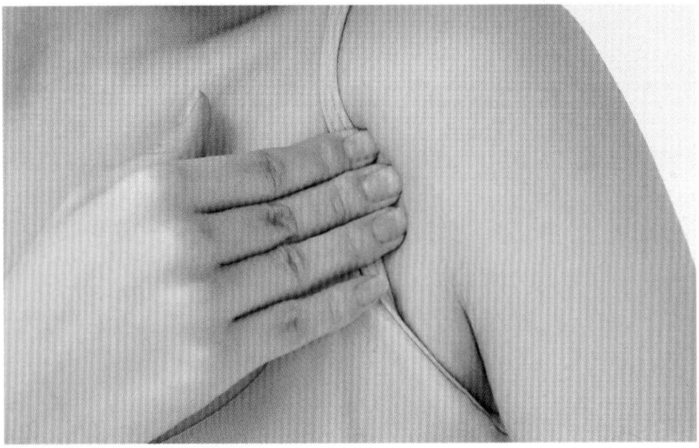

[中府]

用3根手指按壓位於鎖骨外側下方的凹陷處。對於胸悶或虛冷也非常有效。

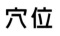

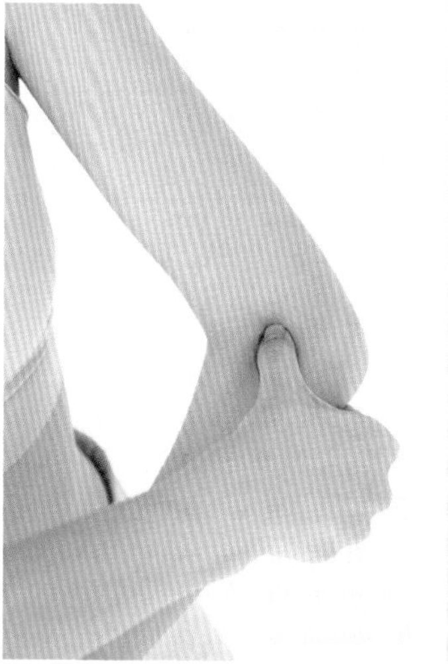

尺澤

手肘彎曲時所形成的皺褶上方（拇指端）的凹陷處。呼吸系統出現症狀時，就按壓這裡。

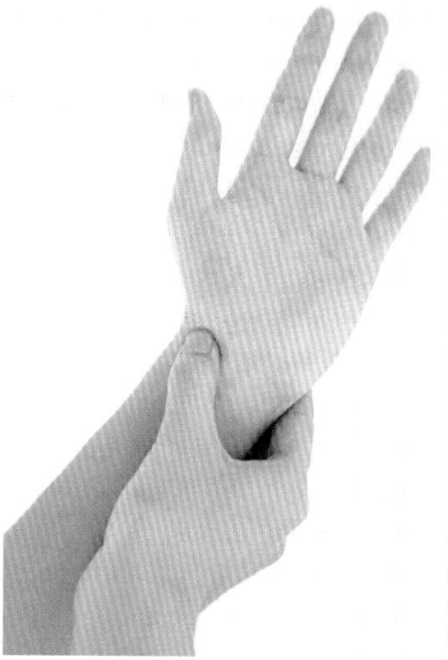

太淵

手掌根部的拇指端。觸摸時可以感受到脈搏的部位。咳嗽或有痰、喉嚨痛的時候也適用。

肺氣充足

- ✓ 秋天至冬天期間，空氣乾燥的季節也不容易罹患感冒
- ✓ 呼吸變得更輕鬆，且身體不容易疲勞
- ✓ 改善喉嚨和鼻子搔癢，同時也能減輕花粉症和異位性皮膚炎

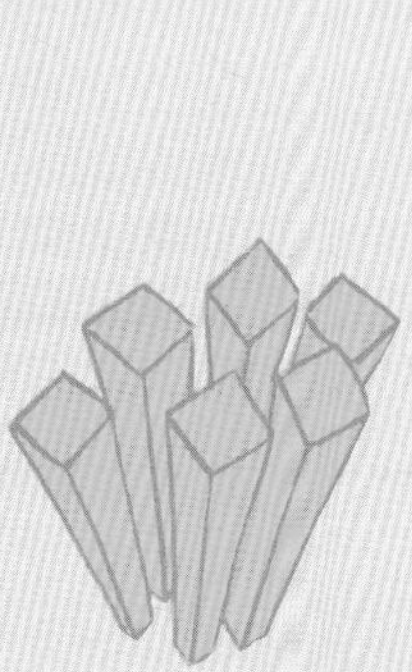

- 乾燥的皮膚恢復滋潤，且變得水嫩有彈性
- 心情不再那麼容易陷入鬱悶、沮喪，變得逐漸開朗
- 喉嚨異物感減少，不容易有痰
- 改善乾燥導致的便秘。找回順暢的便意

腎

具有強化腎臟功能的效果。水腫的時候或是下半身虛冷的時候也適用。

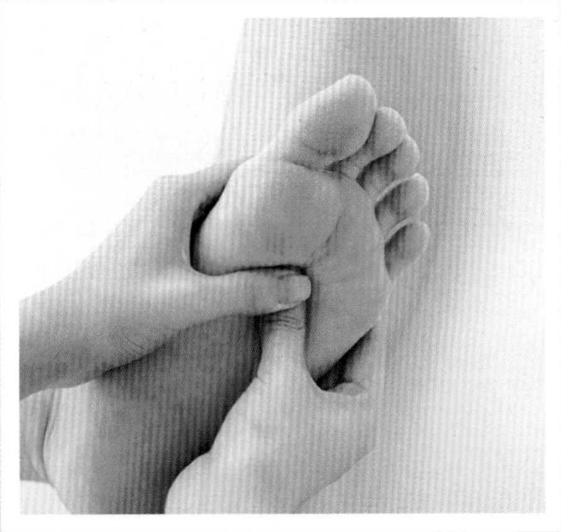

[湧泉]

腳底略偏中央的位置。除了按壓這裡的穴位之外，溫暖腳部也是很重要的部分。

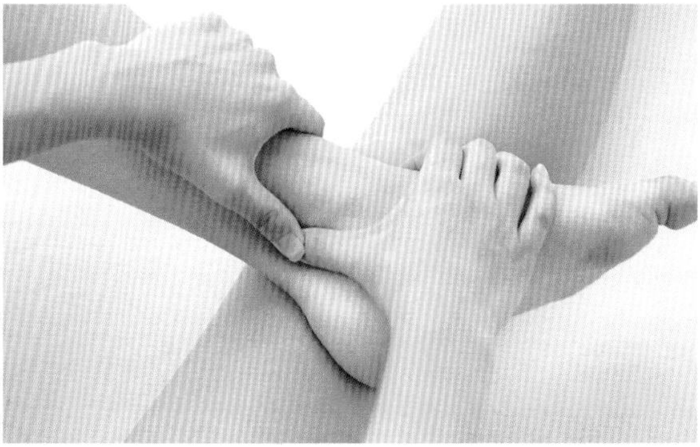

太溪

位於內腳踝後側的阿基里斯腱的凹陷處。上半身或腳底容易發燙的人。

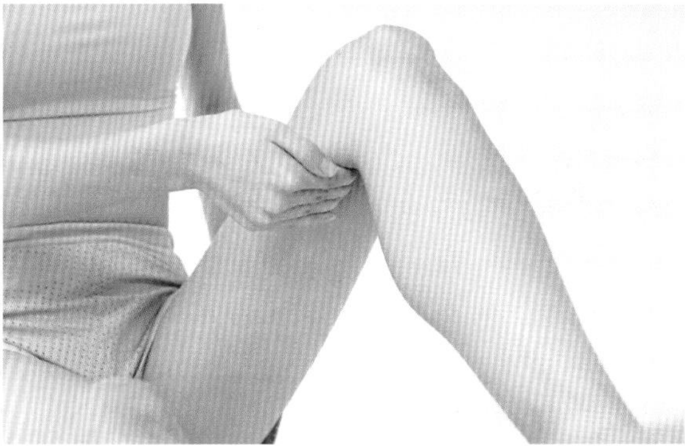

陰谷

位於大腿內側，正好在膝窩的位置。對於腎臟虛弱、白髮增多的時候、舒緩膝關節疼痛也有效。

腎氣充足

✓ 體內的水分代謝變良好，同時水腫和下半身肥胖變緩和

✓ 肌膚不再暗沉，膚色變得透亮

✓ 排泄功能恢復正常，頻尿和便祕獲得改善

- ✓ 毛髮恢復滋潤、光澤，掉髮和白髮也減少
- ✓ 婦科問題變少，幫助懷孕
- ✓ 改善腎臟虛弱所導致的腰痛，腰腿也恢復力量
- ✓ 減少失憶或健忘等老化問題，腦袋變得清晰

東洋醫學的五臟和身體循環

PART 4

知識

基本上，「五臟」是根據中國古代哲學的五行論而生，而現今的理論是在數千年的歷史中逐漸發展而成的。接下來就從東洋醫學的觀點，更進一步地討論我們的身體構成、特徵與體質。

五行和五臟

東洋醫學的「五臟（六腑）」是五行說的一個基礎。所謂的五行說是，存在於這個世界的萬物，是由自然界的代表性物質「木」、「火」、「土」、「金」、「水」五種要素所構成。以這個想法為基礎，把我們的身體功能分類成五種的是五臟。

「水」幫助「木」的成長，同時，「水」也能熄滅過度燃燒的「火」，五行就像這樣，相互關聯，同時取得平衡。同樣的，五臟也會強化彼此的作用（相生）、相互抑制（相剋），然後維持平衡，使我們的身體隨時維持在「中庸」狀態。

五行相關圖

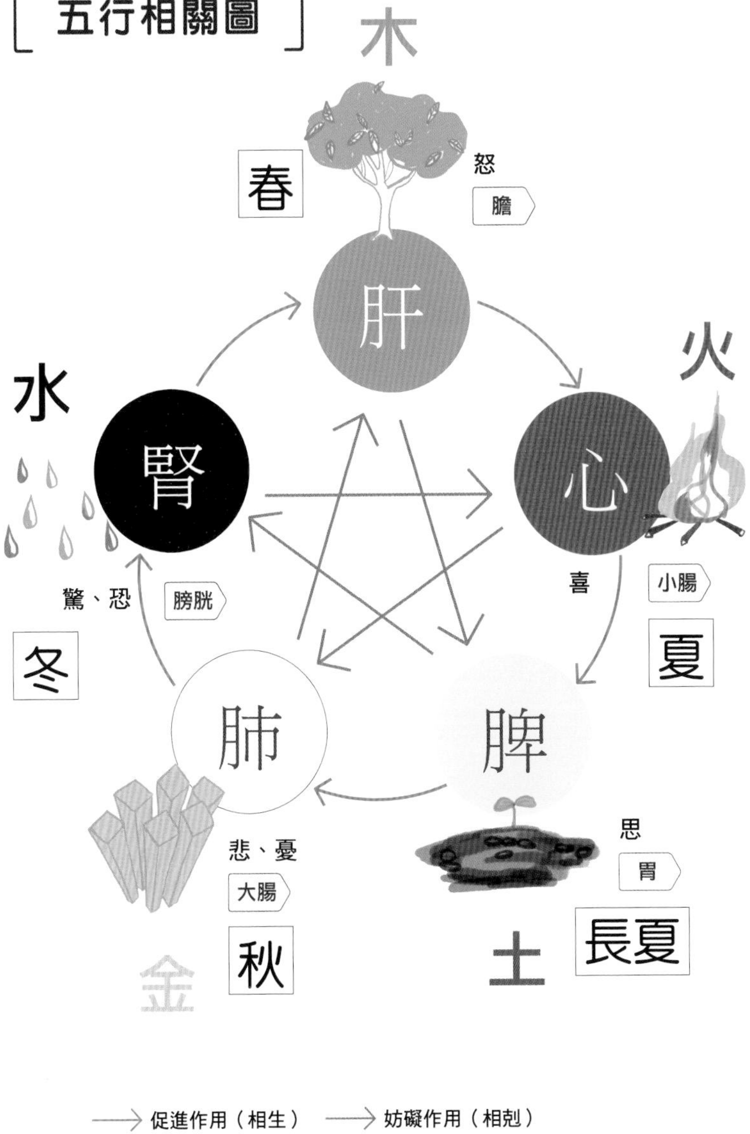
木
春
怒
膽
肝
火
心
喜
小腸
夏
腎
水
驚、恐
膀胱
冬
肺
脾
悲、憂
大腸
秋
金
思
胃
土
長夏

促進作用（相生） 妨礙作用（相剋）

東洋醫學的氣、血、水（津液）觀念

在我們的身體裡面，負責重要作用的是氣、血、水（津液）三種構成元素。氣是我們生命活動當中最重要的能量根源（參考30頁），血是指血液與本身的作用，水則是指存在於體內，除了血液以外的水分。這三種元素彼此緊密關聯，各自在體內循環，同時發揮各自的功能，如果三種元素失去平衡，就會引起各式各樣的不適。然後，在體內孕育這三種要素，同時讓三種要素在體內循環的不是其他，正是「五臟」。

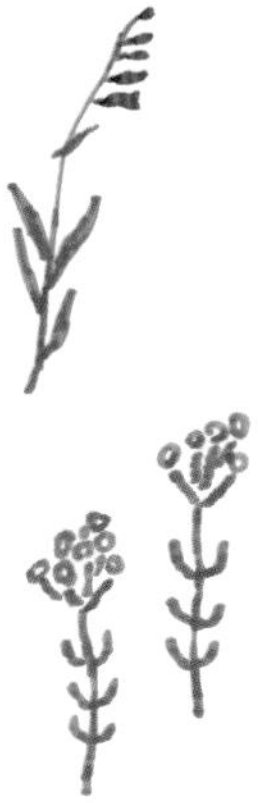

肉眼看不見，卻支撐著生命活動的根源性能量。除了遍及全身，協助血和津液之外，同時也具有溫暖身體、保護身體免於外來刺激、調整排汗、排尿等各式各樣的作用。

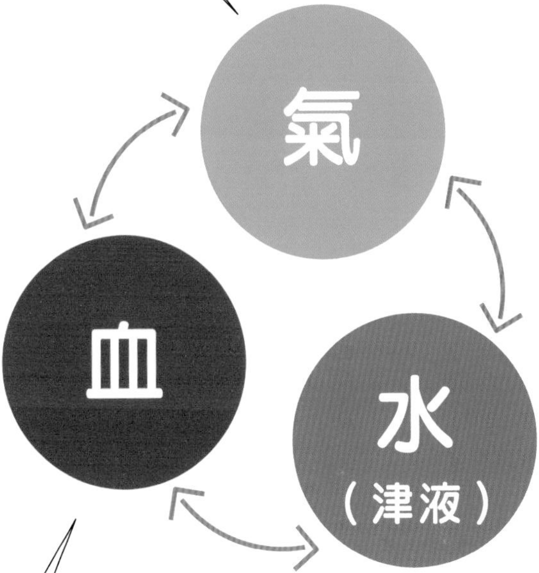

這裡指的不光只是血液，同時也包含體內具有各種作用的重要元素。具有把營養和氧氣送至全身、為頭髮、指甲或筋膜等帶來滋潤的作用，同時也具有支撐精神的作用。只要血液順暢流動，蓄積在適當的部位，就能維持健全的狀態。

指血液以外的水分。給予臟腑、關節、骨髓等全身滋潤，使五臟的作用和排泄更加順暢，同時也具有調整體溫的作用。唾液、胃液、淚水、汗水等也屬於津液，甚至也是在體內製造血液的重要元素之一。

九種體質

東洋醫學把氣、血、水（津液）、精、陰陽當成研究對象，將人類的體質分類成好幾種。

體質有各式各樣的分類法，而現在被視為中國標準理論的是，我的老師王琦老師（參考26頁）所提倡的「九種體質」。而九種體質當中，最理想的體質是身心都十分均衡、健康的平和體質。可是，現代人的體質大多都失去平衡，難免有些不適的情況。以平和體質以外的八種體質來說，有些人只有其中一種體質，而有些人則同時擁有多種體質。

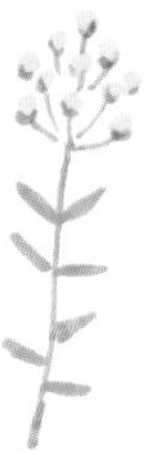

平和體質

身心全都十分平衡的
健康體質

- ☑ 身心完全沒有絲毫不舒適的感覺。
- ☑ 不容易疲勞，不怕寒冷或酷暑。
- ☑ 腸胃狀態良好，尿液、糞便都很正常。
- ☑ 肌膚充滿光澤且氣色良好。
- ☑ 個性沉穩且開朗。

氣虛體質

平常容易疲勞、
身體容易失調的虛弱體質

- ☑ 容易感冒，且遲遲無法痊癒。
- ☑ 容易引起暈眩或呼吸急促。
- ☑ 眼睛或臉部、身體經常浮腫。
- ☑ 有腸胃虛弱、胃下垂的傾向。
- ☑ 個性文靜且內向。

陽虛體質

經常手腳冰冷、
慢性的虛冷體質

- ☑ 畏寒，夏天也總是感到手腳冰冷。
- ☑ 經常吃壞肚子且頻尿。
- ☑ 一年當中，幾乎不太流汗。
- ☑ 臉色蒼白，下半身浮腫。
- ☑ 性格冷酷，態度總是被動。

陰虛體質

臉或手腳經常發燙，
怕熱、乾燥體質

- ☑ 熱潮紅，眼睛、鼻子裡面很乾燥。
- ☑ 全身的皮膚經常乾燥。
- ☑ 糞便硬且乾。
- ☑ 手掌或腳底發燙、發熱。
- ☑ 個性容易焦躁、不耐煩。

痰濕體質

懼怕濕氣、梅雨，
水分代謝不佳

- ☑ 頭部沉重，偶爾會感到暈眩或噁心。
- ☑ 經常感到身體沉重、不舒暢。
- ☑ 容易生痰，口腔裡面黏黏的。
- ☑ 身體肥胖，腹部周圍豐滿。
- ☑ 個性溫柔且溫和。

濕熱體質

身體裡面經常聚積水或熱氣，
容易長面皰的體質

- ☑ 臉和鼻子經常出油，常有面皰或青春痘。
- ☑ 嘴巴裡面常感受到苦味，感覺有口臭。
- ☑ 陰道分泌物偏黃色，糞便沾黏。
- ☑ 臉色偏黃或蒼白。
- ☑ 脾氣暴躁，經常焦慮。

血瘀體質

血液循環不佳，容易產生
黑斑或雀斑的體質

- ☑ 臉色黯沉、黑斑或雀斑明顯。
- ☑ 容易有瘀傷等色素沉澱。
- ☑ 月經時常有黏稠血塊。
- ☑ 身材纖細且毛髮容易脫落。
- ☑ 怕麻煩、懶惰，容易中暑。

氣鬱體質

常因氣滯而感到心情低落、
憂慮的體質

- ☑ 經常皺眉。
- ☑ 總是感到全身上下有哪裡不痛快。
- ☑ 經常嘆氣，有失眠的問題。
- ☑ 總覺得喉嚨有東西卡住。
- ☑ 個性多疑，容易受到情緒衝擊。

特稟體質

對外在刺激、環境敏感的現代病體質

- ☑ 有噴嚏或鼻水、鼻塞的症狀。
- ☑ 容易罹患花粉症、異位性皮膚炎或蕁麻疹。
- ☑ 全身的某處皮膚有搔癢或濕疹。
- ☑ 對環境變化或藥物、食物、氣味等敏感。
- ☑ 個性比較神經質，在意一些瑣碎小事。

INTRODUCE

尹老師的「BHY」沙龍受理「九種體質」的檢測

你是哪種體質？如果很難靠自己判斷的話，可以試著利用BHY網站上的「九種體質診斷」。只需要免費回答問卷，就能獲得正確的診斷。有興趣的人，歡迎掃描右側的QR碼，前往診斷頁面。

BHY同時也有舉辦獲得更多知識的講座。
瀏覽HP！　HP：bhy.co.jp

五臟的概要

佇立在大自然的樹木，正因為有營養豐沛的土壤，樹枝才能穩健伸展，才能讓樹葉茂密蔥綠，然後，才會有美麗的花朵綻放。生物也好、我們人類也罷，全部都跟植物一樣。

正因為有健全循環的五臟，五臟才能好好運用營養，確實地發揮作用，同時防範疾病於未然。同時，我們才能獲得肌膚和頭髮等美麗與年輕的外觀。

五臟就位在最靠近我們的位置。儘管如此，或許是因為五臟位在我們肉眼看不見的位置，又或者是因為當我們沒有生病時，五臟總是默默地守護著身體，所以五臟常常被我們所忽略。

對應日常生活的五臟會受到季節變遷所影響，對溫度或濕度等環境的變化也比較敏感。如果五臟的狀態變差，五臟就會透過身體不適的方式告訴我們。這個時候的關鍵就在於我們是否能夠察覺到五臟所釋放出的信號。

正因為如此。大家要用力地聆聽五臟的聲音。讓自己更善於與五臟對話吧！只要這麼做，就能夠讓自己的臟器更加活化，任何人都能夠更聰明地獲得美麗、健康、年輕。

首先，就從身體內部的「五臟養護」開始。讓五臟維持穩健狀態，然後讓你的人生綻放出更美麗的花朵吧！

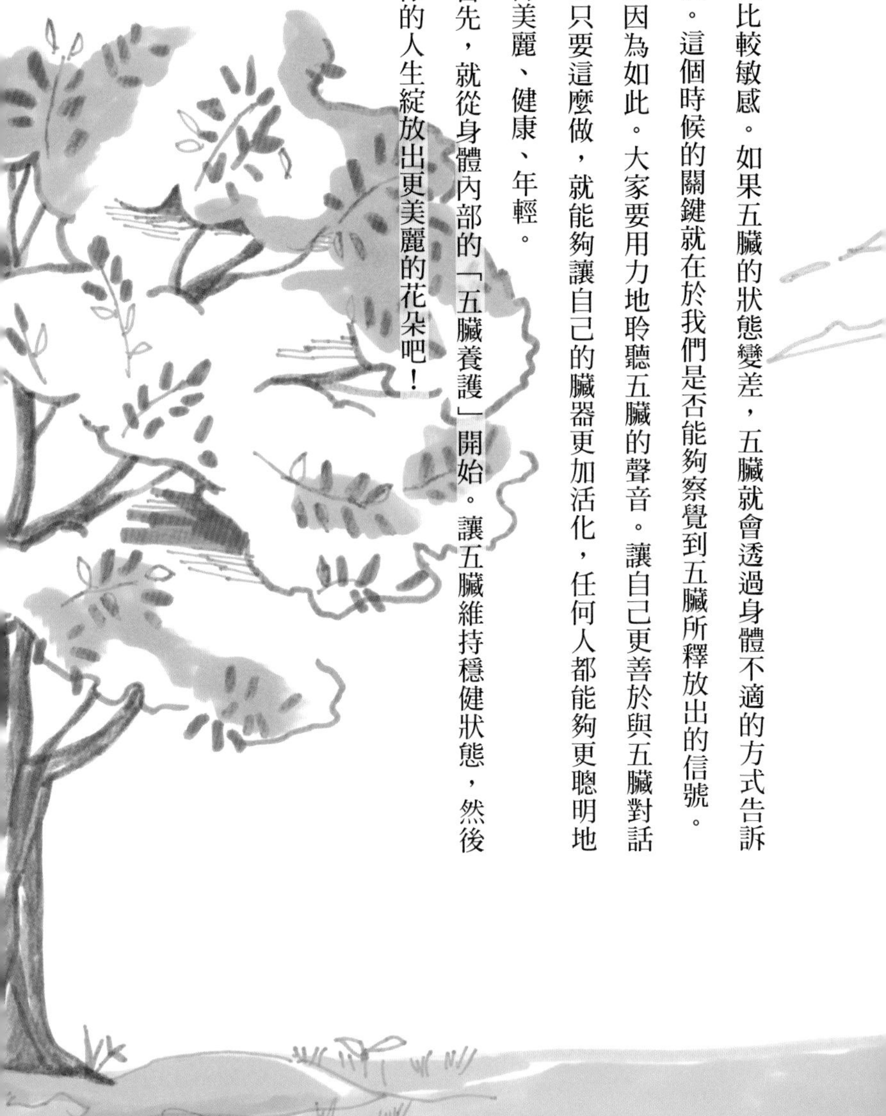

結語

寫這本書「大家的五臟養護」是為了獻給那些關心自己或家人健康的人，希望大家能夠藉此察覺到五臟傳遞出的信號。

之所以選在這個時機出版，是因為18年期間的沙龍工作，和我在北京中醫藥大學的醫學研究有所重疊，因而讓我深信整體美容（Holistic Beauty：身、心、靈合一之美）的理論根據。

若要調整身體的狀態，就必須靠自己的努力。衷心希望有更多人能夠正視身體內部的變化，了解調整五臟均衡、五臟養護的重要性。

東洋醫學的歷史非常悠久，其本質也相當深奧，不過，為了讓大家更容易理解，這次刻意縮小了範圍，把大家應該知道的基本常識彙整成入門版。希望多少對大家有些幫助。

最後，我要感謝參加了BHY學院的所有研討會，然後企劃這本書，同時十分用心且細心彙整本書的Wani Books的青柳有紀等，所有參與這本書的工作人員。

如果各位讀者能夠藉由這本書，掌握到五臟所傳遞出的信號，預防疾病於未然，獲得美麗、年輕和健康，那將是我的最大榮幸。

2019年9月　尹　生花

TITLE

五臟活起來

STAFF

出版	瑞昇文化事業股份有限公司
作者	尹生花
譯者	羅淑慧
創辦人 / 董事長	駱東墻
CEO / 行銷	陳冠偉
總編輯	郭湘齡
責任編輯	張聿雯
文字編輯	徐承義
美術編輯	謝彥如
校對編輯	于忠勤
國際版權	駱念德　張聿雯
排版	二次方數位設計　翁慧玲
製版	印研科技有限公司
印刷	桂林彩色印刷股份有限公司
法律顧問	立勤國際法律事務所　黃沛聲律師
戶名	瑞昇文化事業股份有限公司
劃撥帳號	19598343
地址	新北市中和區景平路464巷2弄1-4號
電話	(02)2945-3191
傳真	(02)2945-3190
網址	www.rising-books.com.tw
Mail	deepblue@rising-books.com.tw
初版日期	2024年1月
定價	400元

ORIGINAL JAPANESE EDITION STAFF

デザイン　橘田浩志（attik）
文　葛山あかね
イラスト　ミヤギユカリ
撮影　長谷川梓
モデル　横川莉那
ヘアメイク　輝・ナディア（Three PEACE）
スタイリスト　高橋由光
校正　玄冬書林
編集　青柳有紀　川上隆子（ワニブックス）

＜衣装協力＞
ダンスキン／ゴールドウィン カスタマーセンター
0120-307-560

國家圖書館出版品預行編目資料

五臟活起來/尹生花作；羅淑慧譯. -- 初版. -- 新北市：瑞昇文化事業股份有限公司, 2024.01
224面；12.8X18.8公分
ISBN 978-986-401-693-8(平裝)
1.CST: 五臟 2.CST: 中醫 3.CST: 養生 4.CST: 健康法

413.21　　112020187